Ursula Uhlemayr

Wickel & Co.

Bewährte Hausmittel neu entdeckt

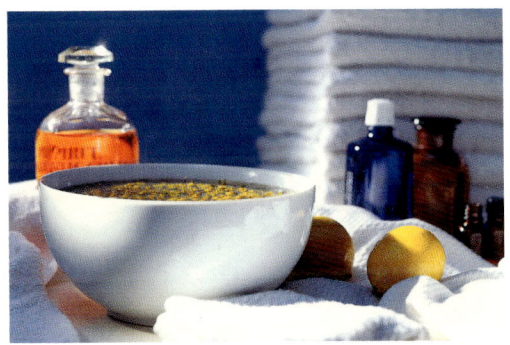

Sanfte Selbsthilfe – natürlich und wirksam

● Die richtigen Wickel, Wasseranwendungen und Teerezepte

● Mit Naturheilmitteln wie Zwiebeln, Quark und Kräuter

● **Extra:** auch für Kinder

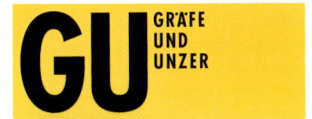

GU GRÄFE UND UNZER

Inhalt

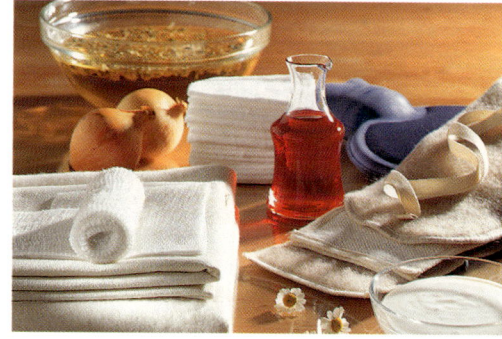

Dank

Bei allen Kursteilnehmern, die mir durch ihr Interesse und ihre Begeisterung für die Erfolge der Hausmittel immer wieder neue Motivation gaben, möchte ich mich bedanken. Besonders danke ich meinen Kindern Julian und Milena für die vielen praktischen Ideen zur kindgerechten, lebendigen Durchführung und meinem Mann für die liebevolle Mithilfe.

Herzlichen Dank auch an Gertrud und Stefan, die mir mit Rat und Tat halfen, die Dinge auf Papier zu bringen.

Mein Dank gilt außerdem Herrn Prof. Dr. Dorsch (München) für die Begutachtung des Manuskripts sowie Herrn Dr. Bachmann (Allgäu-Clinic, Hindelang und Bad Wörishofen) und Herrn Dr. Altmann (Immenstadt) für ihre fachkundige und motivierende Unterstützung.

Wichtiger Hinweis

In diesem Ratgeber ist die Anwendung von einfachen, natürlichen Heilmaßnahmen wie Wickel, Bäder und Inhalationen dargestellt. Sie eignen sich zur Selbstbehandlung von Alltagsbeschwerden und zur Vorbeugung durch Stärkung der körpereigenen Abwehrkräfte. Jede/r Leser/in ist aufgefordert, in eigener Verantwortung zu entscheiden, ob und inwieweit er/sie solche Hausmittel einsetzt.

Bitte halten Sie sich genau an die Anleitungen, und beachten Sie insbesondere die Hinweise auf Seite 22/23 und 26/27!

Die Altersangaben für Kinder sind Anhaltspunkte – die individuelle körperliche Verfassung des Kindes ist entscheidend. Generell gilt: Je kleiner das Kind, desto behutsamer die Anwendung.

Wenn Sie in Behandlung sind, informieren Sie am besten Ihre/n Ärztin/Arzt oder Heilpraktiker/in über Ihre Absicht, Hausmittel einzusetzen. Bei unklaren Beschwerden sollten Sie unbedingt erst zum Arzt gehen, ehe Sie sich selbst behandeln!

Ein Wort zuvor

Ärztliches Handeln beruht traditionell auf zwei Säulen: dem medizinischen Wissen und der persönlichen Zuwendung. Die Zuwendung kommt heute jedoch bei der Behandlung mit »normalen« Medikamenten oft zu kurz.

Seit Jahrhunderten bewährt, bieten Hausmittel die Möglichkeit, mit der Anwendung auch Zuwendung zu verbinden, sich selbst beziehungsweise dem Patienten etwas Zeit und Aufmerksamkeit zu widmen – und dabei auf sanfte, natürliche Weise Beschwerden zu lindern. Vor allem für die Behandlung von Kindern ist der Wert liebevoller Betreuung während einer Krankheit gar nicht hoch genug einzuschätzen.

Viele Hausmittel vermögen zudem nicht nur Symptome zu heilen: Insbesondere die Wasseranwendungen stärken auch das Immunsystem und helfen so, Krankheiten vorzubeugen.

Bei aller Begeisterung ist es jedoch wichtig, mit den Naturheilmitteln verantwortungsvoll umzugehen. So ist es überaus erfreulich, ein Buch in Händen zu halten, das die Selbstbehandlung mit natürlichen Heilmitteln ausführlich und kenntnisreich beschreibt und auch ihre Grenzen aufzeigt. Mit diesen Anleitungen wird es auch Ungeübten ermöglicht, Alltagsbeschwerden selbst zu lindern und wirksam vorzubeugen.

Besonders berücksichtigt wurden die speziellen Anforderungen der Behandlung von Säuglingen und Kindern. Die genauen Anweisungen werden Eltern und anderen Pflegepersonen sicherlich eine wertvolle Hilfe sein.

Alle beschriebenen Hausmittel und Anwendungen sind für Kinder und Erwachsene bestens geeignet, und die Empfehlungen verlassen nie den Boden seriöser Naturheilverfahren.

Dem Buch ist eine große Verbreitung zu wünschen!

Prof. Dr. med. Walter Dorsch
Kinderarzt/Allergologe, München;
Allgäu-Clinic für Naturheilverfahren, Hindelang;
Wissenschaftlicher Beirat der Fachgesellschaften für
Allergologie, Immunologie sowie Phytotherapie;
Leiter des Arbeitskreises Naturheilverfahren der Deutschen
Gesellschaft für Allergologie und Immunologie

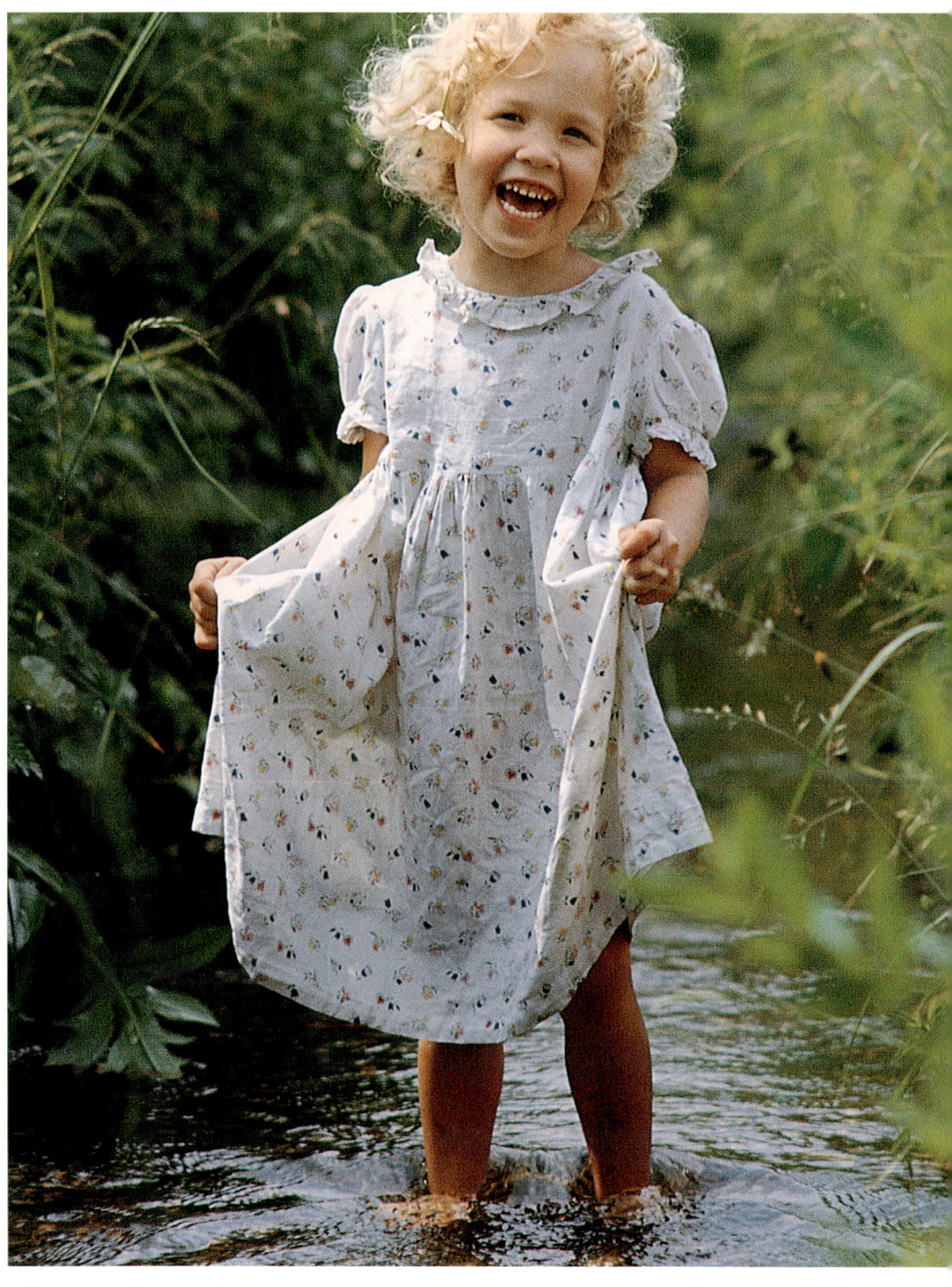

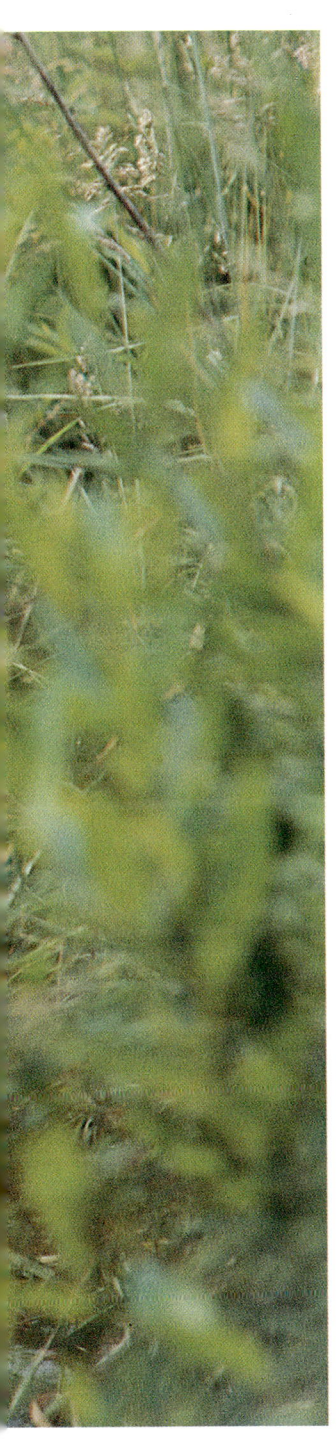

Sanft und natürlich behandeln

»Doch soll der Mensch nicht nur zu seinem Schöpfer flehen um Gesundheit und um ein langes Leben, sondern er soll auch seinen Geist gebrauchen, um die Schätze zu finden, welche der allgütige Vater in die Natur gelegt hat als Heilmittel für die vielfachen Übel des Lebens!«
(Sebastian Kneipp)

Von Kindheit an in den Genuß natürlicher Heilmittel zu kommen, ist die beste Voraussetzung für ein langes, gesundes Leben. Denn nicht nur Alltagsbeschwerden lassen sich bestens mit Wasser, Kräutern & Co. behandeln, auch die Abwehrkräfte werden nachhaltig gestärkt.
Die Anwendung ist übrigens meist ganz einfach und kann sogar richtig Spaß machen.

Altbewährtes mit Zukunft

Das Wissen um die Selbstbehandlung mit einfachen, natürlichen Hausmitteln ist leider etwas in Vergessenheit geraten. Was früher von Generation zu Generation überliefert wurde, galt in den letzten Jahrzehnten durch den wissenschaftlichen Fortschritt und die moderne Medizin als überholt. Inzwischen besinnen wir uns aber gerne wieder auf die sanften und dabei sehr wirksamen Hausmittel, sei es zur Selbstbehandlung bei leichten Erkrankungen oder als unterstützende Begleitmaßnahmen einer ärztlichen Therapie. Eine Kombination der Errungenschaften der Schulmedizin und altbewährter Hausmittel ist sicherlich eine gute Behandlungsform. Wadenwickel anzuwenden oder einen Hustensaft selbst zu machen, ist zwar etwas zeitaufwendiger, als einfach ein paar Tabletten zu schlucken, aber oft erreichen gerade die sanften Behandlungsmaßnahmen sehr viel – und das ohne Nebenwirkungen. Wichtig dabei ist nur, nie leichtsinnig vorzugehen und die eigene Kompetenz nicht zu überschätzen (Seite 23).

Rückbesinnung auf Naturheilmittel

Dabei helfen Ihnen die Hausmittel

● Beschwerden und Erkrankungen zu lindern und zu heilen
● Beginnende Erkrankungen auf eine »gute Schiene« zu bringen, so daß sie schnell und problemlos wieder abklingen
● Sich selbst und seinen Lieben sanfte, aktive Hilfe und Zuwendung anbieten zu können
● Die körpereigene Abwehrkraft gegen Krankheitserreger zu stärken und so vorbeugend zu wirken; sehr hilfreich sind hier die immunstärkenden Kneippanwendungen, die ich Ihnen neben den Heilanwendungen im dritten Kapitel vorstelle

Linderung, Heilung, Vorbeugung

Wer nun solche natürlichen Heilmittel wieder einsetzen will, weiß zumeist nicht, wie sie richtig durchzuführen sind. In meinen Kursen und Vorträgen wird sehr deutlich, daß viel Unsicherheit herrscht und leider auch viel falsch gemacht wird.

**Anwen-
dungen für
»Wickel-
Anfänger«**

Wie mache ich einen Wadenwickel, wann überhaupt, wie lange
bleibt er auf der Haut – wer weiß das schon so genau … Will man
wirklich gute Hilfe leisten, ist es wichtig, einige grundlegende
Dinge über die richtige Anwendung der Hausmittel zu wissen.
Aus der breiten Palette natürlicher Heilmaßnahmen habe ich für
dieses Buch ganz bewußt solche ausgewählt, die einfach und
bedenkenlos anzuwenden sind – mit denen Sie deshalb gut beginnen können, naturheilkundliche Erfahrungen zu sammeln, ob
zur Behandlung von Beschwerden oder zur Vorbeugung.
Alle Anwendungen sind sanft, aber wirkungsvoll, und für jede
Altersstufe geeignet. Sehr intensive Maßnahmen, beispielsweise
Wickel mit stark hautreizenden Zusätzen wie Senfmehl, sind
für die Selbstbehandlung nur sehr bedingt geeignet und deshalb
hier nicht zu finden.
Ich möchte Sie in diesem Buch dazu motivieren, das wunderbare,
wirkungsvolle Angebot zur Behandlung der ganzen Familie zu nutzen, das in der Anwendung von Wasser, Kälte, Wärme, Kräutern,
Quark & Co. liegt. Wenn Sie beim Lesen die Maßnahmen kennen-
und schätzengelernt haben, ist der Schritt, sie tatsächlich anzuwenden, gar nicht mehr so groß. Denn, wie Goethe sagt:

*»Es ist nicht genug zu wissen,
man muß auch anwenden.
es ist nicht genug zu wollen,
man muß auch tun.«*

Was Großmutter noch wußte …

Unsere Großmutter konnten sich und der ganzen Familie oft mit
einfachen Mitteln bestens helfen. Sie fanden ihre Arznei im Gar-
ten, auf der Wiese oder im Wald. Sie wußten um die geheimnisvol-
len Kräfte der Medizin aus dem Kräutergarten der Natur und wen-
deten sie in vielfältiger Form an: als Wickel, Umschlag, Inhalation,
Bad, Tee oder Saft.
Heutzutage gibt es auch die wissenschaftlichen Beweise dazu, daß
unsere Vorfahren große Kenntnisse über natürliche Heilweisen hat-
ten. So manches Hausmittel wirkt bei Unpäßlichkeiten, kleineren
Verletzungen und Erkrankungen genauso schnell und zuverlässig
wie ein chemisches Präparat. Und dies ohne Nebenwirkung und

**Hausmittel,
die der
wissen-
schaftlichen
Prüfung
standhalten**

sehr preiswert. Im Sinne der Kostenreduzierung im Gesundheits-
bereich ist das Hausmittelwissen sicherlich brandaktuell.
Wir stehen heute erst am Beginn einer ernsthaften Betrachtung der
alten Heilweisen. Hinter den Heilkräften einer billigen und einfachen Zwiebel steht eben keine Pharmaindustrie, die viel Geld in
Untersuchungen steckt, weil sie das Produkt anschließend gewinn-
bringend vermarkten kann ...

Ideal: eine Kombination von Natur- und Schulmedizin
Es wäre nun aber unklug, allein mit dem »alternativen« Wissen aus
Großmutters Schatzkästlein heilen zu wollen. Das ist auch in kei-
ner Weise Absicht dieses Buches. Wohl aber, zu informieren über
natürliche Möglichkeiten, Beschwerden selbst zu lindern und zu
heilen – ohne die wichtige Diagnostik und die therapeutischen
Errungenschaften der Schulmedizin zu vergessen, die vielen Menschen das Leben gerettet hat.
Jeder vernünftige Arzt wird sich über Ihre Mithilfe bei der Behandlung freuen, wenn sie gewissenhaft und richtig durchgeführt wird.

Gesundheit selbst in die Hand nehmen

Die moderne Medizin hat allerdings die Vorstellung unterstützt,
jede Beschwerde müsse sozusagen »auf Knopfdruck« verschwinden.
So werden mit oft viel zu massiven Medikamenten körperliche
Symptome unterdrückt. Damit wird aber auch ein Ausdrucksmittel
des Körpers unterdrückt, denn mit einer Krankheit »reicht er
Beschwerde ein« gegen schlechte Behandlung, gegen unsere Nei-
gung, den Körper auszubeuten und ihm die notwendige sorgfältige
Behandlung und Stärkung vorzuenthalten.

Krankheit richtig verstehen

Hippokrates beschrieb Krankheit folgendermaßen: »Krankheit ist
die Störung des inneren Gleichgewichts – seelischer, körperlicher
und geistiger Art.« Krankheiten bieten uns eine Gelegenheit, unsere
Situation zu überdenken und angemessener und liebevoller mit
uns selbst umzugehen – zum Beispiel für ausreichende Bewegung,
frische Luft, eine natürliche, ausgewogene Ernährung und ein gutes
Verhältnis von Aktivität und Entspannung zu sorgen.

Das innere Gleichgewicht wiederherstellen

Dies zu unterstützen, war das Anliegen von Sebastian Kneipp, dem
»Vater« der modernen Wassertherapie – Krankheiten also nicht nur
zu behandeln, sondern vor allem auch vorzubeugen. Mit Hilfe der

Der »Wasserdoktor«

Sebastian Kneipp (1821–1889) ist nicht der Erfinder der Wasserheilkunde. Die Behandlung mit Wasser ist ein seit Jahrtausenden genutztes Wissen. Sein großer Verdienst aber war es, die ursprünglich recht harte Wassertherapie zu verfeinern, herauszufinden, daß jeder Mensch eine andere Konstitution hat und auch sanftere Anwendungen helfen können.

Als junger Mann erkrankte Kneipp an Lungentuberkulose – unheilbar nach damaligem Kenntnisstand; es kam ihm aber durch Zufall ein kleines Buch in die Hände: »*Von der Kraft und Wirkung des Wassers für den Menschen in gesunden und kranken Tagen*«, verfaßt von Johann Siegmund Hahn (1664–1742), Leibarzt des polnischen Königs. Der darin beschriebene Weg schien Kneipp schlüssig: die Krankheit durch Stärkung der eigenen Abwehrkräfte »niederzuringen«.

Durch den Wechsel von Kältereiz (Bäder in der winterlichen Donau!) und aktiver Erwärmung gelang es ihm, seine körpereigenen Heilkräfte zu stärken und schließlich tatsächlich von der TBC zu genesen. 30 Jahre lang erforschte er dann, neben seiner Tätigkeit als Pfarrer, die Wirkungen dieser Methode, veröffentlichte seine Erkenntnisse in verschiedenen Schriften und machte die Wassertherapie bekannt.

einfachen, immunstärkenden Kneippschen Anwendungen wie Fuß- oder Armbädern ist es jedem möglich, aktiv etwas für seine eigene Gesundheit und die seiner Kinder zu tun. Für unsere Gesundheit sind schließlich wir selbst verantwortlich.

Vorbeugend aktiv werden

Ideal auch für Kinder

Die Grundlage für lebenslange Gesundheit

Nirgendwo in der Medizin erscheint es sinnvoller, natürliche Heilmethoden anzuwenden, als in der Kinderheilkunde und besonders da, wo wir den Organismus stärken wollen in seinem »Werden«, bei der Begleitung unserer Kinder in ihrem Wachstum und ihrer gesundheitlichen Entwicklung. Von Krankheit bleibt Ihr Kind in den ersten sechs Lebensjahren kaum verschont. Wenn es beginnt, seine Umwelt zu erforschen, trifft es auch auf viele Krankheitserreger wie Viren oder Bakterien. Da sich das Immunsystem bei Säuglingen und Kleinkindern erst langsam

Die körpereigenen Selbstheilungskräfte stärken

entwickelt, sind sie häufiger krank als ältere Kinder. Naturheilkundliche Anwendungen sind deshalb so sinnvoll, weil sie die körpereigenen Selbstheilungskräfte anregen und, richtig angewendet, frei von unerwünschten Nebenwirkungen sind.

Kinder lieben Wickel

Ich versuche immer, meinen Kindern die Hausmittel auf spielerische und lebendige Art anzubieten. Daß sie auch Spaß machen, glaubt man oft erst, wenn man sie praktiziert. Und ich staune manchmal selbst, wie begeisterungsfähig Kinder für diese ganzheitlichen Anwendungen sind, wie wohlwollend und selbstverständlich sie auf den Brustwickel oder den köstlich duftenden Tee reagieren – und vor allem auf unsere Zuwendung und das Gefühl: »Mama (oder Papa) weiß etwas, womit es mir wieder besser geht!« Weil Wasseranwendungen ganz einfach durchzuführen sind, ist jede Mutter (und jeder Vater) in der Lage, das Kind dafür zu begeistern. Wichtig ist nur, selbst überzeugt zu sein und sich in der Anwendung sicher zu fühlen. Kinder spüren sehr schnell, ob Sie Zweifel haben. Und wer würde sich da nicht wehren? Je besser Sie Bescheid wissen über das Prinzip der »Wickel-Kunst«, um so sicherer werden Sie sich fühlen.

Begeisterung ist leicht zu wecken

In der Regel muß man Kinder nicht zu Wasseranwendungen überreden, weil fast jedes Kind das Wasser liebt. Haben Kinder etwas Erfahrung mit den Anwendungen, verlangen sie oft von sich aus nach entsprechenden Maßnahmen: Nach einem Sturz zum Beispiel muß ein kalter Waschlappen her, weil er leicht abschwellend wirkt und den Schmerz lindert – eine ganz einfache, wirkungsvolle Erste Hilfe! Immer wieder erzählen mir Eltern, wie die Kinder selbst Tips geben, was ihnen guttut. »Bitte mach mir doch einen Wickel« – das ist wohl das größte Kompliment für Ihre Bemühung.

Mit Wasser zu planschen, macht immer Spaß

Zuwendung – die halbe Therapie

Welches Kind, ob gesund oder krank, liebt es nicht, wenn sich Papa oder Mama mit ihm beschäftigen, sich Zeit nehmen und auf es eingehen? Wenn Ihrem Kind etwas weh tut, möchte es in den Arm genommen, getröstet und möglichst an der wehen Stelle gestreichelt werden.

Eine ganzheitliche Behandlung

Wie wichtig es für Kinder ist, Liebe und Geborgenheit zu erfahren, wenn sie krank sind, kann man kaum ermessen. Sinnvolle Anwendungen wie Wickel und Bäder bieten wunderbare Gelegenheiten, diese Zuwendung zu schenken.

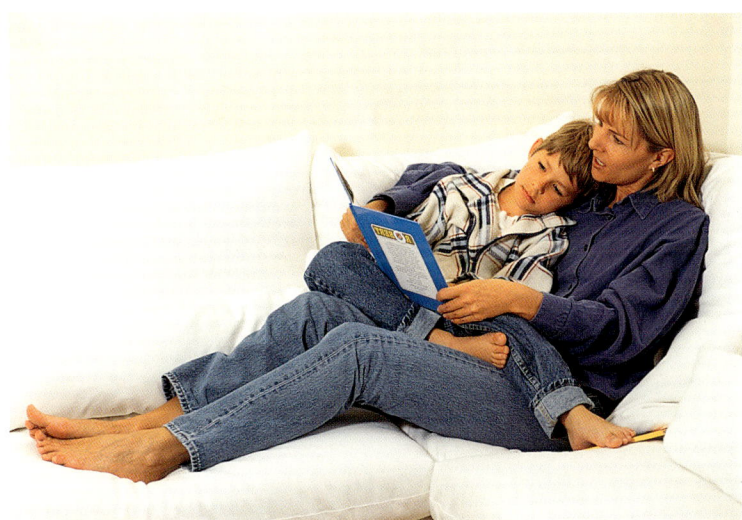

Liebevolle Zuwendung ist mindestens ebenso notwendig für die Heilung wie die richtige Behandlung.

Sich Zeit zu nehmen, ist wichtig

Und das gilt auch, wenn es uns selbst nicht gutgeht: Sich liebevoll zu umsorgen oder, noch besser, Zuwendung und Trost geschenkt zu bekommen, tut ausgesprochen wohl und ist oft die beste Medizin. Sich Zeit nehmen für die Beschwerde, für Aufmerksamkeit und Berührung, »Hand anlegen« – das ist ganz wichtig für die Heilung. Vielleicht wirkt manches Hausmittel auch deshalb so gut, weil es für diese Zuwendung sorgt. Gerade in unser hektisch gewordenen Zeit ist es dringend notwendig, einmal innezuhalten und sich für solche angenehmen Behandlungsformen Zeit zu nehmen.

Aktiv gegen die Hilflosigkeit

Dazu kommt noch ein weiterer Aspekt: Wenn Sie zu Hause selbst etwas zur Linderung von Beschwerden tun können, fühlen Sie sich weniger hilflos, geben sich selbst und Ihrem »Patienten« das Gefühl von Zuversicht und aktiver Hilfe. Nachts auftretende Ohrenschmerzen beispielsweise mit einem Zwiebelwickel erfolgreich lindern zu können und so die Zeit bis zum Arztbesuch zu überbrücken, hilft allen Beteiligten außerordentlich.

Selbst etwas tun zu können, gibt Zuversicht

So betrachtet, sind die Anwendungen kaum als mühevoll anzusehen – schließlich bieten sie die beruhigende Möglichkeit, sich bei den kleinen Leiden des Alltags selbst helfen zu können.

Die Kneippsche Gesundheitslehre

Als ich vor einigen Jahren in Bad Wörishofen mit der Philosophie des Sebastian Kneipp (Seite 11) bekannt wurde, bekam meine Vorstellung von Stärkung und Behandlung des Menschen neue Impulse. Wie einfach und doch so genial! Die Kneipp-Behandlung ist meiner Meinung nach das ganzheitlichste, ausgereifteste Programm natürlicher Heilverfahren. Denn wer meint, Kneipp sei nur ein »Wasser-Spritzer«, der täuscht sich gewaltig. Auf fünf Säulen stehen seine Ratschläge, die er für ein gesundes Leben gab:

»Fünf Säulen« für ein gesundes Leben

- Gesunde Ernährung (vitalstoffreiche Vollwertkost mit viel frischen und möglichst naturbelassenen Lebensmitteln)
- Körperliche Bewegung (Sport, Spiel und Bewegung im Freien)
- Ordnungstherapie (ausgewogene Lebensgestaltung, genügend Schlaf, Harmonie in Belastung und Entspannung)
- Die Heilkräfte der Natur nutzen (Pflanzenheilkunde)
- Die Heilkraft des Wassers nutzen

Nicht jedoch in der Einzelmaßnahme, sondern in einer sinnvollen Verbindung aller fünf Bereiche ist der Erfolg der Kneippschen Gesundheitslehre zu finden.

Die Wasseranwendungen, von denen ich in diesem Buch einige wichtige vorstelle, kann man als »Zündfunken« für den Körper betrachten, zur Stärkung der Abwehrkräfte, des vegetativen Nerven- und Immunsystems. Wer sich »aufrafft«, Wasseranwendungen wie Wickel oder ansteigende Fußbäder zu machen, wird durch ein herrlich belebtes Körpergefühl belohnt. Abhärtende Maßnahmen wie Waschungen können auf Dauer deutlich leistungsfähiger und aktiver machen. Diese spürbare Stärkung motiviert dann oft dazu, sich allgemein gesundheitsbewußter zu verhalten.

Wasseranwendungen als »Zündfunke«

Kneipps großes Interesse war es auch, bei Erkrankungen mit einfachen, natürlichen Mitteln zu helfen und zu heilen. So arbeitete er maßgeblich an der Weiterentwicklung und Verfeinerung aller Hausmittel mit, insbesondere auch der Wickel. Wie oft heilte er mit Quark, Essig, Holunder & Co.! Seine Erfolge gaben ihm recht; und viele seiner Anwendungen werden auch heute noch als zeitgemäß und sehr wirkungsvoll eingestuft. Die Kneipp-Therapie gehört zu den wenigen wissenschaftlich anerkannten Naturheilverfahren.

So wirken Wickel & Co.

Wickel und Bäder helfen beim Gesundwerden kräftig mit. Sie lindern wirkungsvoll Symptome wie Schmerzen, Fieber oder Hautbeschwerden, vor allem aber unterstützen sie den Körper ganz allgemein im Heilungsprozeß. Mit sanften Kälte- oder Wärmereizen wecken sie die »schlummernden« Abwehrkräfte und unterstützen damit den Körper in der Auseinandersetzung mit Krankheitserregern und Schmerzen.

Linderung und Stärkung

Die vielfältigen Zusätze aus der Natur ergänzen und verstärken diese Wirkung sinnvoll.

Kälte setzt heilsame Reize

Bei äußerlicher Anwendung ist es nicht nur das Wasser, sondern auch seine Temperatur, die im Körper heilsame Reaktionen auslöst.

Wärme wird entzogen oder erzeugt

Die kalten Wickel wirken je nach Anwendungsdauer und Feuchtigkeit des Tuches unterschiedlich: Entweder entziehen sie dem Körper kurzfristig Wärme oder sie erzeugen sie. Ich möchte Ihnen anhand eines Wadenwickels (Seite 69) die Wirkungsweise vorstellen: Nehmen wir zwei Leinentücher, mit kaltem Wasser und Essig getränkt, nur leicht ausgewrungen, und wickeln sie um beide Waden. Sehr schnell ist das Ergebnis sichtbar: Das Fieber sinkt, die überschüssige Hitze im Kopf wird nach unten abgeleitet und der Kreislauf durch diese Entlastung gestärkt. Das Lymphsystem wird angeregt, und der Körper entgiftet verstärkt über die Haut. Oft zeigt sich an der gelblichen Färbung des Wickeltuchs der Abbau von belastenden Giftstoffen.

Beispiel Waden- wickel

Feuchtigkeit des Tuchs und Anwen- dungsdauer verändern die Wirkung

Damit wird deutlich, daß Wickel nicht nur an dem »gewickelten« Körperteil wirken, sondern das gesamte Körpergeschehen beeinflussen. Sonst würde das Fieber ja nur in den Waden sinken!

**Wärme-
entziehend:
hilfreich bei
akuten Be-
schwerden**

● Wird ein kalter Wickel nur kurz angelegt (etwa 5 bis 15 Minuten) und abgenommen, bevor das Tuch trocken und warm ist, entzieht der Wickel dem Körper sanft Wärme. Das hilft bei Fieber, bei akuten Entzündungen und Schmerzen. »Kalt« heißt übrigens nicht unbedingt »eisig«: Bei Kindern darf der Wadenwickel beispielsweise nur wenig kühler sein als die Körpertemperatur (Seite 27).

● Bleibt der Wadenwickel länger auf der Haut (25 bis 90 Minuten), oder wird er vor der Anwendung gut ausgewrungen, entsteht der gegenteilige Effekt: Das Tuch trocknet ein, der Wickel wird warm. Auf diese Weise wirkt er weiter entzündungshemmend, schmerzlindernd und außerdem gewebestraffend, vor allem aber beruhigend auf das vegetative Nervensystem und schlaffördernd.

**Wärme-
erzeugend:
bei länger
bestehenden
Krankheiten**

Was passiert im Körper?

Jeder Wickel beeinflußt das gesamte Körpergeschehen, weil er durch die Haut auf viele Körperfunktionen einwirkt, die vorwiegend über das vegetative Nervensystem gesteuert werden.

Als erste Reaktion auf einen kalten Wickel ziehen sich die Blutgefäße an der Körperoberfläche kurzfristig zusammen, um einen zu großen Wärmeverlust zu verhindern. Der behandelte Bereich kühlt leicht ab und ist kurzfristig geringer versorgt mit Sauerstoff und Nährstoffen. Weil der Körper all dies umgehend ausgleichen will, werden die Gefäße wieder weitgestellt, so daß mehr Blut in den Bereich fließt und damit auch Körperwärme umverteilt wird.

**Der Kältereiz
bringt die
Körperfunk-
tionen in
Schwung**

Da Nervenverbindungen zwischen Hautbereichen und bestimmten Organen bestehen, wird deren Funktion angeregt. Stoffwechsel, Lymphsystem und Atmung werden aktiviert, um die Versorgung und Entgiftung der Zellen, den Wärmehaushalt und den Transport von Gewebsflüssigkeit zu optimieren.

Der nasse Wickel erweitert auch die Poren und verstärkt die Ausscheidungsfunktion der Haut, so daß Stoffwechselabbauprodukte wesentlich besser ausgeschieden werden können. Die Kälte setzt zudem das Schmerzempfinden herab und hemmt den akuten Entzündungsprozeß.

Bei längerer Anwendung nimmt der Wickel die Körperwärme auf, bis er trocken ist und die Wärme sich unter dem Tuch staut. Die Wirkung entspricht nun einem warmen Wickel (Seite 17). Diese Wärme ist besonders heilsam, weil der Körper sie selbst erzeugt hat.

Wärme wirkt entspannend

Wärme spielt auf der körperlichen wie seelischen Ebene eine wichtige Rolle für Gesunderhaltung und Wohlbefinden. Frierend werden wir uns nie entspannt fühlen können.
Jeder weiß um die wohltuende, entspannende Wirkung einer Wärmflasche bei krampfartigen Periodeschmerzen oder Bauchweh bei Magen-Darm-Infekten. Feuchte, warme Wickel wirken aber wesentlich intensiver als die trockene Wärme, denn das feuchte Tuch leitet die Wärme

Feuchte Wärme ist besonders wirksam

viel besser. Warme Wickel müssen sehr gut ausgewrungen werden und sollen zwar möglichst warm, aber keinesfalls zu heiß aufgelegt werden (Verbrennungsgefahr), also immer im Wohlfühlbereich. Wärme wird hauptsächlich als krampflösende, entspannende Maßnahme eingesetzt und dort, wo Wärme als angenehmer empfunden wird – zum Beispiel als Nackenwickel bei Verspannungen oder als Bauchwickel bei Magen-Darm-Infekten.

Bäder und Inhalationen

- Wärmende Bäder wie Fuß- und Armbäder bewirken eine bessere Durchblutung und Erwärmung des Körpers.
Kalte Waschungen wirken abhärtend, kreislaufanregend und entstauend.
Wechselbäder sind eine hervorragende abhärtende, gefäßstärkende Maßnahme.
- Inhalieren ist eine Grundbehandlung bei Erkältungen. Durch das Einatmen warmer, feuchter Luft wird der Schleim besser gelöst und die Schleimhäute befeuchtet. Vermehrung und Eindringen der Viren ist durch die hohe Temperatur gebremst. Geeignete Zusätze wirken desinfizierend, abschwellend und heilend.

Was passiert im Körper?

Wärme signalisiert dem Gehirn, Nervensystem und Muskeln »auf Entspannung zu schalten«. Sie bewirkt auch eine wesentlich verbesserte Durchblutung der Körperoberfläche; dadurch gelangen mehr Nährstoffe und Sauerstoff zu den Zellen im behandelten Bereich. Die Selbstheilungskräfte werden sanft gestärkt. Stoffwechsel und Organe werden in ihrer Leistung angeregt und dadurch der Abtransport von belastenden Abbauprodukten verbessert.
Sebastian Kneipp empfahl früher den Menschen gerne einen »Kurzen« – damit meinte er einen Leibwickel (Seite 73) einmal wöchentlich zur besseren Entgiftung des Körpers.

Alles kommt in Fluß

Es geht auch ohne Temperaturreiz

Temperierte Anwendung

Temperierte Anwendungen sind körperwarm, also mit Temperaturen bis 37 °C. Bei diesen Anwendungen steht nicht der Temperaturreiz im Vordergrund, sondern die Wirkung der Zusätze: So hilft ein Zwiebelwickel bei Ohrenschmerzen besonders gut oder ein Wickel mit Kohlblättern bei Gelenkproblemen.

Kräuter und andere Zusätze

Heilkräftige Inhaltsstoffe

Die Wirkung der Wasseranwendungen wird durch bestimmte Kräuter oder Lebensmittel deutlich verstärkt. In Wickeln oder Bädern äußerlich angewendet, werden die heilkräftigen Inhaltsstoffe dieser Zusätze über die Haut und die Schleimhäute aufgenommen und gelangen über den Blutkreislauf schnell in den ganzen Körper. Wasser und Temperaturreiz unterstützen ihrerseits die Aufnahme der Wirkstoffe.

Bei innerlicher Anwendung, zum Beispiel als Tee, gelangen die Inhaltsstoffe über die Schleimhäute und den Magen-Darm-Trakt ebenfalls in den Blutkreislauf und zu den Organen.

Der Duft, den die Zusätze bei der Anwendung entfalten, wirkt über den Geruchssinn auf das limbische System, das »Gefühlszentrum« im Gehirn, und kann auf diesem Wege Entspannung oder Anregung, Zuversicht und Wohlgefühl vermitteln.

Die Heilkraft der Pflanzen nutzen

Ein uraltes Wissen

Das Wissen um die Wirkung der Heilpflanzen gehört zu den ältesten Bereichen der Medizin. Früher waren heilkräftige Pflanzen die einzigen Heilmittel, die zur Verfügung standen. Die Wirkungen wurden nicht systematisch überprüft, wie es die heutige Wissenschaft tut, sondern durch Menschen mit besonderer Intuition und einer ganz feinen Beziehung zu den Kräften der Pflanzen erspürt. Das meiste Wissen resultierte aus der Erfahrung, aus Beobachtungen der Wirkung bei sich selbst oder anderen. Inzwischen sind viele dieser Wirkungen auch wissenschaftlich untersucht und bestätigt worden.

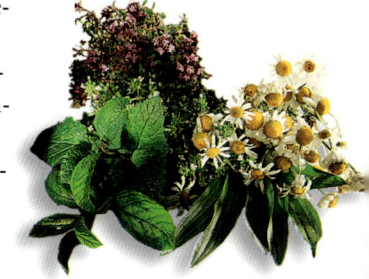

Kräuter als Zusatz oder Tee

● Heilkräuter spielen eine große Rolle als Zusätze bei Wasseranwendungen. In Form von Tees bieten sie eine wirkungsvolle, natürliche Behandlungsbegleitung. In einem duftenden »Kräuterkissen« können Heilkräuter ebenfalls ihre Wirkung entfalten, da viele Inhaltsstoffe auch über den Geruchssinn aufgenommen werden.

● Natürliche ätherische Öle wirken besonders intensiv, da sie hochkonzentriert sind, ein »Powerpack« an Inhaltsstoffen. Schließlich wird viel Pflanzenmaterial verbraucht, um nur wenige Tropfen Öl zu gewinnen. Die Öle sollten deshalb immer niedrig dosiert verwendet werden. Ihre Heilwirkungen entfalten sie bei äußerlicher Anwendung über die Haut und den Geruchssinn: Im körperlichen Bereich sind sie mit denen der Herkunftspflanze vergleichbar; der starke Duft hat eine besonders intensive, wohltuende seelisch-geistige Wirkung. Und die ist ganz wichtig für den Heilungsprozeß.

Ätherische Öle niedrig dosieren!

Heilmittel aus der Vorratskammer

Gemüse, Obst und Quark – Hausmittel erster Güte

Nicht nur, weil man sie daheim anwendet, sondern auch, weil sie eben einfach im Haus sind, heißen sie Hausmittel: Vieles aus Kühlschrank und Vorratskammer – wie Zwiebel, Zitrone und Quark – wirkt aufgrund der Inhaltsstoffe als hervorragendes Heilmittel. Was ist einfacher, als bei einem Wespenstich mit einer aufgeschnittenen Zwiebel Erstversorgung zu leisten? Sie hilft, die Entzündung abzubauen und den Juckreiz zu lindern. So kann man sich spielend leicht Linderung verschaffen. Das gefällt auch Kindern gut.

Nun gibt es ja viele fertige Medikamente, die aus reinen Naturstoffen hergestellt sind. Der Vorteil »echter« Hausmittel liegt aber darin, daß frische Gemüse- und Früchtesorten voller Lebenskräfte stecken. Wenn Sie Naturheilmittel fertig kaufen, zeigen diese oft nicht den gleichen überzeugenden Erfolg: nicht, weil es die falsche Heilpflanze ist, sondern weil das Produkt schon viele Verarbeitungsprozesse hinter sich hat und so der ursprüngliche Zustand verfälscht oder abgeschwächt wurde. Das ist ähnlich wie bei der Ernährung: Vollwerternährung bedeutet »voll im Wert«, das heißt, daß die Lebensmittel möglichst unverändert sind. Ein roher Apfel birgt wesentlich mehr Vitamine und Vitalstoffe als Apfelkompott.

Ab Seite 34 finden Sie Übersichten mit Wirkungen und Anwendungsbereichen der Zusätze sowie Tips für die Zubereitung.

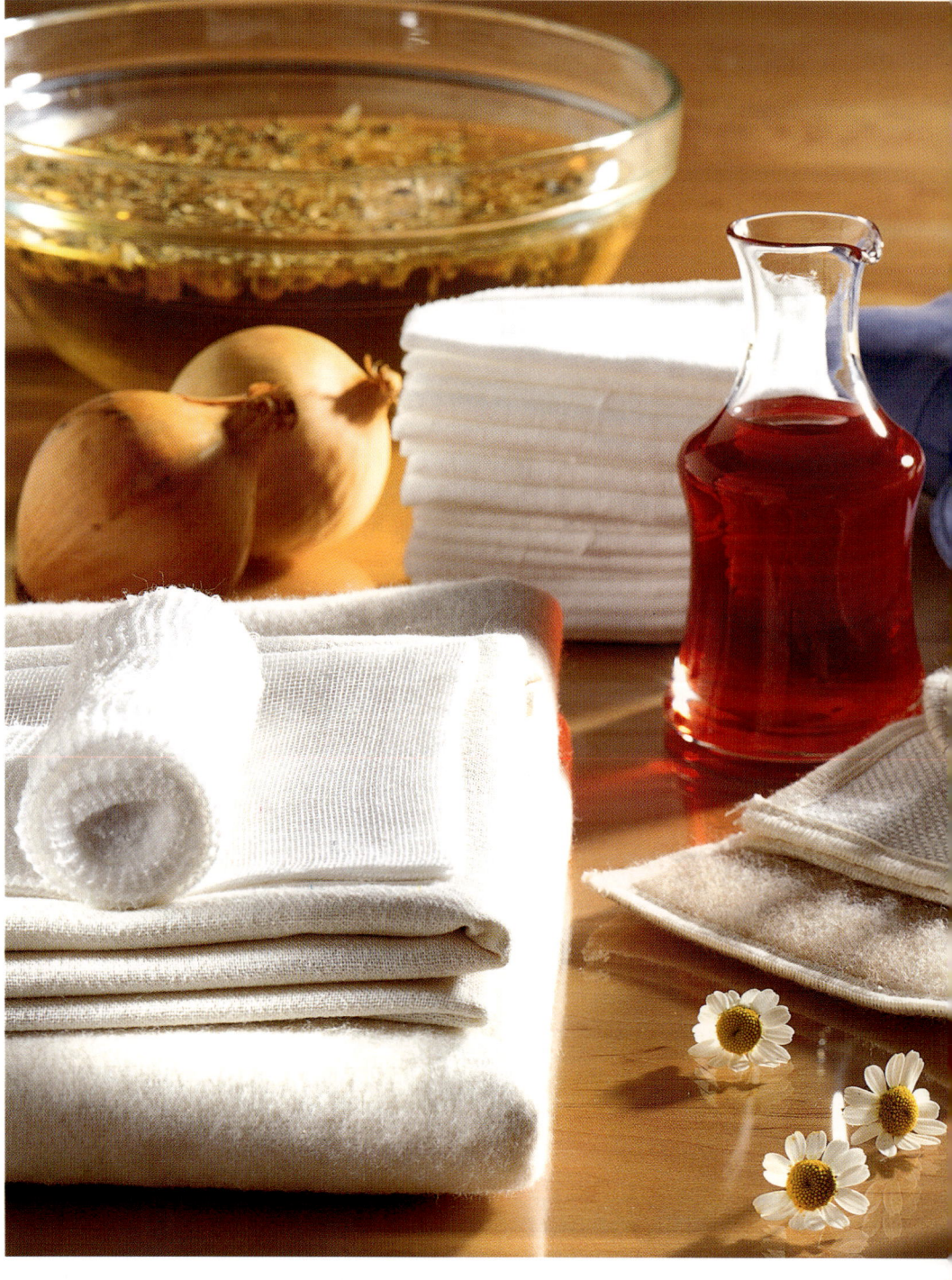

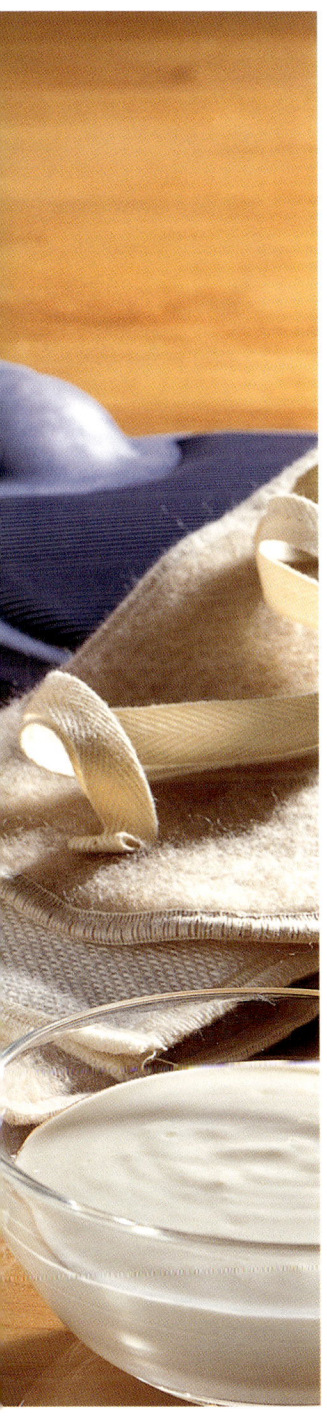

Praktische Tips

Zu wickeln ist nicht schwer –
bevor Sie aber loslegen, sollten
Sie doch einige grundsätzliche
Dinge über Zusätze, Anwendung
und Technik wissen:

● Was ist bei der Selbstbehandlung zu berücksichtigen?

● Wie wird ein Wickel richtig
»aufgebaut«?

● Das Wichtigste über Temperatur
und Dauer der Anwendung.

● Wissenswertes über Kauf,
Wirkung und Zubereitung von
Wickelzusätzen und Tees.

● Wie Sie mit Essen und Trinken
die Heilung unterstützen können.

Bevor Sie loslegen

Sich einmal »ausklinken«

Einen Wickel sollten Sie sich gönnen, nicht »auferlegen«. Auch wenn es etwas umständlich erscheint und Salben oder Medikamente schnelle Hilfe ohne Mühe versprechen – die Selbstbehandlung mit Hausmitteln hat eine ganz andere »Qualität«. Der Zeitaufwand ist relativ gering im Verhältnis zur umfassend heilsamen Wirkung, die die Anwendung und die damit verbundene Zuwendung schaffen. Nutzen Sie Wickel und Bäder einfach als eine gute Gelegenheit, sich einmal ganz bewußt »auszuklinken«. Versuchen Sie während der Anwendung, sich auch gedanklich Kraft zu geben. Wählen Sie eine Zeit der Ruhe, legen Sie entspannende Musik auf, und stellen Sie sich in Gedanken vor, was der Wickel alles bewegen soll, und vor allen Dingen, wie die Heilung aussehen soll. Arbeiten Sie mit der Kraft Ihrer Gedanken in Richtung »Heilung«.

Die innere Einstellung

Zeit und Ruhe für die Heilung

Wenn Sie anderen helfen

Vielleicht müssen Sie gleich den ersten Wickel Ihres Lebens bei Ihrem Kind oder Partner durchführen? Keine Sorge, mit Hilfe der folgenden Anleitungen wickeln Sie bald »mit links« …
Sich selbst einen Wickel zu machen, ist relativ einfach, wenn Sie ein paar Regeln beachten. Die Behandlung anderer erfordert zusätzlich einiges an Aufmerksamkeit und Einfühlungsvermögen. Sie werden deshalb in diesem Kapitel viele hilfreiche Tips dazu finden.
● Auch wenn Sie zum ersten Mal einen Wickel machen, sollten Sie versuchen, eine gute Atmosphäre zu schaffen und möglichst souverän zu wirken! Denn dann wird der andere leichter Vertrauen in die ungewohnte Maßnahme fassen. Sinnvoll ist es natürlich, das Wickeln erst einmal in Ruhe an sich selbst auszuprobieren, ehe Sie vielleicht unter dem Streß, daß Ihr Kind erkrankt ist, plötzlich »funktionieren« müssen!

Wichtig: aufmerksam und einfühlsam handeln

Eine gute, gelassene Atmosphäre schaffen

**Den Patien-
ten ernst
nehmen**

● Nehmen Sie den anderen als mündigen Patienten ernst! Nicht jeder schwärmt auf Anhieb für Wickel. Der Geruch der Zwiebel, die Wärme oder die Kälte des Wickels wird oft nicht auf spontane Begeisterung stoßen. Wenn Sie es aber schaffen, die Neugier des anderen zu wecken, kann er die Wirksamkeit selbst erfahren, weiß dann den Gewinn der Anwendung zu schätzen und wird beim nächsten Mal gerne wieder darauf zurückgreifen.

Wichtig: Niemals sollten Sie Anwendungen, welcher Art auch immer, gegen den Willen des anderen durchführen.

Speziell: Kinder behandeln

Es gibt viele Möglichkeiten, Ihrem Kind Wickel und Wasser interessant und phantasievoll näherzubringen (Seite 29). Entscheidend ist Ihre eigene Begeisterung für das, was Sie da tun – die wird sich übertragen.

**Begei-
sterung
wecken,
Zuversicht
ausstrahlen**

Wichtig: Zeigen Sie vor Ihrem Kind niemals Ihre Zweifel und Sorgen über seine Krankheit. Denn Sie sind der Gradmesser, ob etwas »schlimm« ist oder nicht. Je zuversichtlicher Sie wirken, desto leichter wird alles für Ihr Kind sein.

Die Grenzen der Selbstbehandlung

Wichtig ist, die eigene Kompetenz nicht zu überschätzen! Fragen Sie im Zweifelsfall immer den Arzt.

**Die eigene
Kompetenz
nicht über-
schätzen**

● Hausmittel haben unterstützenden Charakter und ersetzen keine notwendige ärztliche Behandlung.

● Wenn Sie Kinder behandeln: Je jünger das Kind, desto wichtiger ist ein behutsames Vorgehen. Bei jeglicher Unsicherheit bitte zum Kinderarzt!

● Wenn sich die Beschwerden nicht innerhalb eines Tages wesentlich bessern, muß der Patient in ärztliche oder heilpraktische Behandlung.

● Wer in Behandlung ist, sollte die Hausmittel nur in Absprache mit seinem Therapeuten anwenden.

● Halten Sie sich bei allen Anwendungen genau an die Anleitungen und Rezepte!

**Reaktionen
sorgfältig
beobachten**

● Achten Sie immer sorgfältig auf Symptome und Reaktionen. Jeder reagiert individuell auf Naturheilmittel (bei Unsicherheit den Arzt befragen!).

● Vorsicht bei Zusätzen, die eine Hautreizung (starke Rötung, Juckreiz) oder allergische Reaktion auslösen. Beenden Sie die Anwendung sofort!

Bei chronischen Erkrankungen

● Bei schwereren oder chronischen Erkrankungen, die längerfristige oder stärkere Anwendungen erfordern, sprechen Sie bitte unbedingt mit einem Arzt! Voraussetzung für einen langfristigen Erfolg ist stets eine Konstitutionsanalyse mit individuellen, therapeutischen Anwendungen oder eine richtige Kur in einem anerkannten Kneipp-Haus (Seite 96).

Unterstützung von innen

Reichlich trinken

Wasser ist das beste Getränk

Wasser, auch innerlich ein wichtiges Heilmittel, ist das beste Getränk – es belebt, nährt, stärkt und erfrischt. Für Stoffwechsel und Kreislauf ist ein Glas Wasser der ideale Tagesbeginn.

● Sebastian Kneipp sagte: »Trinke, so oft es dich dürstet, und trinke nie viel!« – Optimal ist es, etwa halbstündlich ein wenig zu trinken, von einem Schluck bis zu einem Glas Wasser; zuviel auf einmal wirkt eher belastend. Insgesamt sollten es etwa 1 bis 2 Liter täglich sein. Während des Essens viel zu trinken, stört den Verdauungsprozeß massiv und verführt dazu, nicht richtig zu kauen.

Die richtige Menge

● Getränke sollten leicht und nicht belastend sein – also nicht stark gesüßt (auch nicht mit Süßstoffen), kein Alkohol, von Kaffee und Schwarztee höchstens 1 Tasse täglich. Wasser, Mineralwasser und dünne Tees (Seite 36) sind sicherlich am besten.

Das Richtige trinken

● Leitungswasser kann ein sehr gutes, lebendiges Heilwasser sein – wie die Qualität ist, erfahren Sie beim Wasserwerk. Zur Geschmacksverbesserung können Sie in $1/2$ Liter Wasser den Saft von 2 Zitronen geben und eventuell mit Honig, Birnendicksaft oder notfalls auch mit Zucker süßen.

Zitronenwasser

● Bei Fruchtsäften sollten Sie auf gute Qualität achten, und verdünnen Sie die Säfte stets 1:2 mit Wasser. Stellen Sie sich vor, wie viele Orangen für eine Flasche Saft entsaftet werden müssen – unnatürliche Mengen sowohl für Kinder als auch für Erwachsene (hoher Zuckergehalt, viel Fruchtsäure).

Fruchtsäfte

So wirkt Wasser innerlich

Es sorgt für eine geregelte Verdauung, stärkt den Kreislauf, verbessert die Stoffwechselvorgänge und wirkt sich positiv auf die Haut aus, auch bei stoffwechselbedingten Krankheiten und Hauterkrankungen. Bei Erkältungen bleibt durch reichliches Trinken der Schleim dünnflüssig.

Frische, leichte Kost

Heilende, kräftigende Inhaltsstoffe

Gönnen Sie sich viel frische Kost, denn gerade die Rohkost enthält zahlreiche entzündungshemmende Stoffe. Je naturbelassener die Lebens- und Nahrungsmittel, desto gehaltvoller sind sie auch in ihrem Nährstoffgehalt.
Zuviel Schokolade, Süßigkeiten und schwere Kost sind keine Zeichen von Liebe, sondern erschweren eher das Genesen.

Teilfasten

Zur Entgiftung und zur Aktivierung der Selbstheilungskraft

Teilfasten ist ein vorzügliches Heilmittel und bei vielen naturheilkundlichen Anwendungen der erste Behandlungsschritt. Eine Erkrankung kündigt sich oft durch Appetitlosigkeit an. Der Körper braucht die Energie, die er sonst in die Verdauungstätigkeit investiert, um seine Abwehrkräfte zu mobilisieren. Teilfasten sorgt für Entgiftung und Entschlackung des Körpers und für die Aktivierung der Selbstheilungskräfte. Es verkürzt die Krankheitsdauer und steigert oft die Wirkung anderer Maßnahmen.

So wird's gemacht:
● Viel trinken (Seite 24)
● 1- bis 3mal am Tag leichte Kost wie Gemüsesuppen,

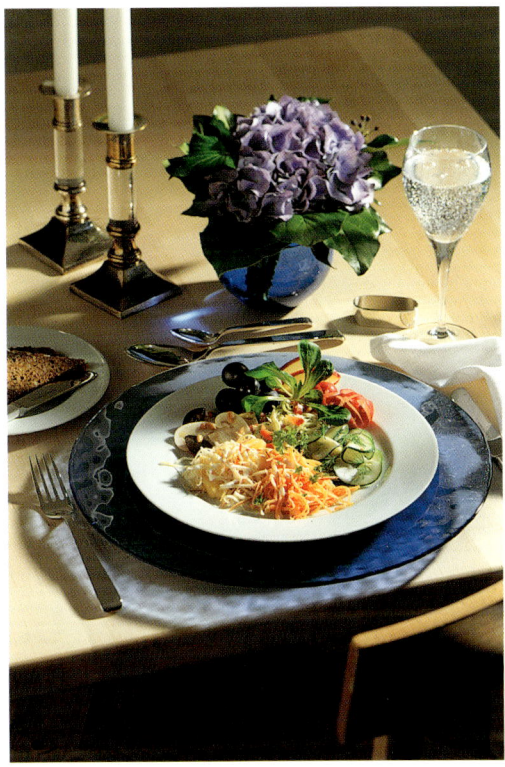

gedünstetes Gemüse, Reis, Kartoffeln; kein frisches Brot, eher Zwieback, Knäckebrot
● bei Magen-Darm-Problemen geriebenen Apfel, rohe Karotten fein gerieben
● Achten Sie auf Ihr Verlangen (»Welches Obst oder Gemüse macht mich an?«)! Pflegen Sie Ihren Hunger, überessen Sie sich nicht!
● Meiden Sie Fettes wie Wurst, Fleischgerichte, schwer verdauliches Gemüse (wie Kohl) und Süßes mit viel Fett und Zucker.

Vollwertige, frische Kost kann viel zur Genesung beitragen.

Wickeln – leicht gemacht

Grundregeln

Das oberste Gebot: Die Anwendungen müssen angenehm und wohltuend sein, sollen lindern und Wohlbefinden verschaffen.

● Bei jedem unangenehmen Körpergefühl oder bei Hautreaktionen muß die Anwendung beendet werden! Jede Anregung oder Kritik des Patienten ist ernstzunehmen.

● Kaltes Wasser gehört nicht auf kalte Haut. Wer fröstelt, verträgt kein kaltes Wasser. Auch während und nach der Behandlung wäre Frieren das Zeichen für einen zu starken Kältereiz.

● Akute Krankheitsprozesse erfordern eher Kaltreize, chronische sind oft durch Warmreize besser zu behandeln.

● Die Stärke der Reize sollte immer auf die Konstitution und die momentane körperliche Verfassung abgestimmt sein. Wer durch Krankheit sehr geschwächt ist oder sehr dünn ist und leicht friert, braucht eher temperaturneutrale Maßnahmen (Seite 18).

● Anwendungen nicht direkt vor oder nach den Mahlzeiten (Zeitabstand mindestens 30 Minuten). Ausnahme: verdauungsfördernde Maßnahmen.

● Rauchen vor oder nach einer Behandlung schwächt die Wirkung ab.

● Nach der Anwendung müssen Sie beziehungsweise Ihr Patient sich wohlfühlen, und der Körper muß wieder vollständig erwärmt sein. Sorgen Sie also anschließend immer für Wiedererwärmung: entweder aktiv durch Bewegung oder passiv durch Bettruhe (deshalb sind Anwendungen abends vor der Nachtruhe ideal).

Die Stärke der Reize anpassen

Der stärkste Reiz ist nicht unbedingt der beste: Jede Anwendung muß genau an den Zustand des Patienten angepaßt sein, sonst schadet der Reiz womöglich mehr, als er nutzt.

Die Reizstärke hängt von der Wassertemperatur ab, der Größe der behandelten Körperfläche und der Reizdauer.

Jede Anwendung muß angenehm sein

Die richtige Temperatur ist wichtig

Anschließend immer wiedererwärmen

Der Patient ist das Maß aller Dinge

Der Reiz ist um so stärker, je mehr er von der Körpertemperatur (37 °C) abweicht.

Für die Reizstärke gilt:

Der stärkste Reiz ist nicht der beste

- schwache Reize wecken die Lebenskräfte,
- mittlere Reize stärken die Lebenskräfte und
- starke Reize schaden.

Temperaturen

Vertrauen Sie anfänglich lieber dem Badethermometer, und halten Sie sich an die in den Anleitungen empfohlenen Temperaturbereiche.

Wichtig: Niemals empfinden zwei Personen eine Wassertemperatur als gleich! Was der Mutter angenehm erscheint, mag für das Kind viel zu kalt sein.

Die Temperatur immer sorgfältig testen

Insbesondere bei den warmen Wickeln (wie dem Brustwickel bei Husten) ist es wichtig, die Temperatur genau zu kontrollieren und mit dem Patienten zu besprechen: »Tut es dir gut? Ist die Temperatur angenehm?« Oft zeigen gutgemeinte Wickel eine nachteilige Wirkung, nur weil wir uns in der Temperatur täuschen. Vor allem Kindern vergeht die Lust auf diese Anwendungen, wenn sie zu heiß oder zu kalt sind.

Dauer und Häufigkeit

Die im Buch angegebenen Zeiten sind Anhaltspunkte. Entscheidend ist immer Ihr eigenes Empfinden beziehungsweise das Ihres Patienten! Wie oft Sie eine Anwendung durchführen sollten, hängt von der Situation ab: ob sie als Behandlung akuter Beschwerden oder als vorbeugende Maßnahme gedacht ist. Grundsätzlich gilt: Zwei Anwendungen täglich sind meist ausreichend. Die Pause braucht der Körper, um die gesetzten Reize zu verarbeiten. Akute, wärmeentziehende Wickel können bei Bedarf öfter angewendet werden, der Patient darf aber nie frieren! Genaueres finden Sie bei den einzelnen Anwendungen.

Abhängig von Empfinden und Situation

Speziell bei Kindern

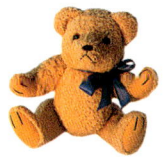

Je jünger und leichter Kinder sind, desto rascher und intensiver reagieren sie auf die Reize.

- Der Temperaturunterschied des Wickels oder Bads zur Körpertemperatur muß geringer sein als beim Erwachsenen. Prüfen Sie warme Wickel am besten auf Ihrem Unterarm; »kalte« Wickel wie Wadenwickel müssen für ein Kind eher handwarm sein (höchstens

Sanfte Reize sind ausreichend

5 bis 10 °C unter der gemessenen Körpertemperatur).
Sehr kalte und heiße Anwendungen sind nur in Ausnahmefällen angebracht und gehören dann in erfahrene Hände oder in die Obhut eines Arztes.

● Starke Wärmeverluste sind unbedingt zu vermeiden. Säuglinge kommen aus einem gleichmäßig temperierten Mutterleib in eine Umgebung mit vielen Temperaturveränderungen. Der kleine Körper muß erst lernen, damit umzugehen. Wärme ist daher gerade für Säuglinge und Kleinkinder besonders wichtig. Achten Sie auf warme Hände und Füße. Für Kleinkinder sind ansteigende Fußbäder (Seite 41) wunderbar, um den Körper ganz zu durchwärmen.

Vor allem für kleinere Kinder ist Wärme vor und nach jeder Anwendung wichtig.

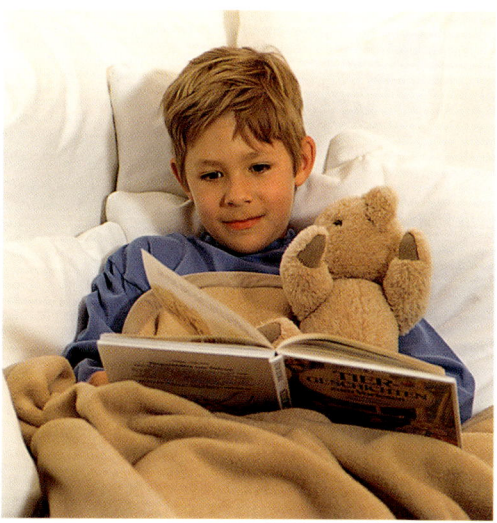

So wickeln Sie richtig

Wichtig: die Vorbereitung

Das Allerwichtigste ist sicherlich der richtige Zeitpunkt und Ihre eigene Ruhe bei der Anwendung.
Für jeden Wickel sollten Sie genügend Nachruhe einplanen: etwa so lange wie die Anwendungsdauer.

Ausreichend Zeit für Anwendung und Nachruhe

● Legen Sie alles bereit, was Sie für den Wickel brauchen.
● Sorgen Sie für gute Raumluft, lüften Sie gegebenenfalls, denn Wickel vertiefen die Atmung.
● Vor der Anwendung ist ein Gang zur Toilette sinnvoll.
● Wenn Sie einen anderen behandeln, informieren Sie ihn darüber, was Sie tun. Fragen Sie, wie es sich anfühlt: »Das wird angenehm warm sein. Geht es so? Ist es zu heiß?«

Wenn Sie andere behandeln

● Nehmen Sie Ihren Patienten ernst – gehen Sie auf seine Kritik ein. »Stell dich nicht so an« ist hier fehl am Platz.
● Lassen Sie sich Ruhe und Zeit, während Sie den Wickel anlegen. Bleiben Sie je nach Wickelart beim Patienten, lesen Sie Ihrem Kind vielleicht etwas vor, und achten Sie anfänglich auf seine Reaktion.

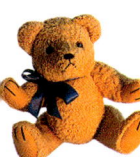

Speziell bei Kindern

● Falls Ihr Kind schon etwas größer ist, planen Sie es in die Vorarbeiten mit ein. Bestimmt wird das Kind mithelfen wollen, die Zwiebel zu schneiden und in den Verbandmull zu packen. Nutzen Sie den kindlichen Wissensdurst. Gerne wird es Ihnen während des Wickelns zuhören, warum und für was »das helfen soll«, warum die Zwiebel so riecht? ...

So macht das Wickeln Spaß

● Kleinen Kindern erzählen Sie am besten eine Wickelgeschichte passend zur Anwendung: von den Wickel-Zwergen oder Wickel-Feen ... Ihrer Phantasie und der Ihres Kindes sind keine Grenzen gesetzt.
● Oder nehmen Sie die Puppe oder den Teddy Ihres Kindes zu Hilfe – der »kranke« Teddy bekommt den gleichen Wickel wie das Kind.

Wichtig: Ist dem Kind die Anwendung sehr unangenehm, nehmen Sie den Wickel ab! Entweder war die Temperatur falsch gewählt, der Zusatz unpassend, oder Ihr Kind ist nicht genügend »motiviert«. Oft aber ist auch nur der erste Moment schwierig, und nach 5 Minuten ist alles o.k. Nie jedoch gegen das Wohlgefühl arbeiten!

Nie gegen das Wohlgefühl arbeiten!

Wickel-Varianten

Unter dem Oberbegriff »Wickel« werden drei Anwendungsarten zusammengefaßt:
● *Wickel:* Der betroffene Körperteil wird vollständig umwickelt (zum Beispiel beim Wadenwickel).
● Die *Auflage* liegt, wie der Name sagt, nur auf, umfaßt also nicht den ganzen Körperteil (zum Beispiel Brust-Quarkauflage).
● *Kompressen* sind kleine Auflagen für kleine Bereiche (zum Beispiel Leinsamenkompresse für die Nase).

Der richtige Stoff

Die Stoffwahl hat großen Einfluß auf die Wirksamkeit der Wickel. Besonders bewährt haben sich Naturmaterialien wie Leinen, Baumwolle, Wolle. Gut geeignet sind alte, ausgediente Stoffe wie Windeln oder Geschirrtücher. Neue Stoffe müssen wegen der starken Imprägnierung und Behandlung mehrmals gewaschen werden, bevor sie als Wickelstoffe dienen können.

Das Material beeinflußt die Wirkung

Legen Sie Wickeltücher und Befestigungsmaterial griffbereit in Ihre Hausapotheke (Seite 90), ebenso wie einen kleinen Vorrat an Wickelzusätzen. Praktisch ist es, sich für die wichtigsten Wickel (wie Wadenwickel, Bauchwickel) die Stoffe fertig zuzuschneiden.

Hilfreich: fertige Tücher in der Hausapotheke

Tuch für Tuch: der Wickelaufbau

Jeder Wickel besteht aus mindestens zwei Tüchern – dem Innen- und Außentuch. Original-Kneipp-Wickel werden mit Zwischentuch gemacht.

Innentuch

Direkt auf die Haut:
● Aus Leinen oder Baumwolle; auch Verbandmull oder ES-Kompressen bei Verwendung von Zusätzen.
● Träger der Wirksubstanz (wie Wasser, Quark).
● Einmal zusammengelegt so groß wie die zu behandelnde Körperfläche.
● Das Innentuch muß straff und faltenfrei angelegt werden, damit sich keine Kältepolster unter der Haut bilden können.

Ideal: Leinen

Wickelleinen oder alte Geschirrtücher, Bettücher. Sehr haltbar, kochfest. Leinen kann Körperwärme gut ableiten, erwärmt sich aber selbst nur langsam – daher ideal für kalte Wickel. Je dicker das Leinen, desto mehr Körperwärme wird entzogen. Für Kinder und alle, die leicht frieren, sind deshalb dünne Leinenstoffe oder Mischgewebe mit Baumwolle besser geeignet.

Gut: Baumwolle

Geschirrtücher, Mullwindeln. Kochfest. Guter Wärmeleiter; für warme Wickel und für Ölkompressen besser geeignet als für kalte Wickel.

Für Zusätze: Verbandmull oder ES-Kompressen

Ein grobmaschiger, von Chemikalien freier Stoff – einlagig verwendet ein idealer Trägerstoff für Quark, Zwiebeln und andere Zusätze, die so sehr guten Hautkontakt haben. Er macht das Wickeln mit Zusätzen angenehm, da Sie den Quark beispielsweise nicht direkt auf die Haut streichen müssen und ihn problemlos wieder abheben können. Mull läßt sich gut mit Pflasterstreifen verschließen.

Zwischentuch

Nicht unbedingt nötig, aber sinnvoll, um das wollene Außentuch zu schützen bei Wickeln mit Zusätzen wie Quark oder Zwiebel.
● Aus Baumwolle oder, um einen Wickel warm zu halten, aus Heilwolle.
● Trocken.
● Etwas größer als das Innentuch (soll rundum etwa 3 cm überstehen).

Heilwolle (Rohwolle)

Sie wird als 2 bis 3 cm dicke Zwischenlage eingesetzt bei warmen Hals- oder Brustwickeln. Aus Apotheke, Naturkostladen oder Wollgeschäft. Mit 100 g haben Sie einen guten Vorrat. Ganz einfach anzuwenden und leicht zu fixieren. Roh- oder Heilwolle ist einmal gewaschene und gekämmte, aber unversponnene Schafwolle. Weich und angenehm, bewirkt sie eine sanfte, jedoch intensive Durchwärmung, die allein schon heilungsfördernd ist.

Zudem schenkt die Wolle ein Gefühl von Schutz und Geborgenheit, was im Heilungsprozess sehr hilft (ideal bei den Brustwickeln).
Bei empfindlichen Kindern kann die Heilwolle auch in feine Bouretteseide eingenäht werden.

Wichtig: Heilwolle nicht bei Schafwollallergie oder allergischer Grundkonstitution anwenden!

Außentuch

Als Abschluß:
● Bei warmen Wickeln aus Wolle oder Seide; bei abschwellenden, kühlen Wickeln kann es auch eine Baumwollbinde sein.
● Das Außentuch soll die Wickeltemperatur für eine Weile halten und das Bett vor Nässe schützen. Es muß also für einen sauber anliegenden Abschluß sorgen.

Wichtig: Nie eine Plastikfolie als Bettschutz rund um den Wickel legen (höch-

stens auf das Bett)! Richtig angelegte Wickel nässen nicht durch.

Drei Größen sind möglich:
● Wickel ohne Zwischentuch: Außentuch rundum etwa 3 cm größer als das nasse Innentuch.
● Mit Zwischentuch: entweder etwas breiter als das Zwischentuch, als zweiter wärmender Abschluß;
● oder etwas schmäler als das Zwischentuch, so daß das Wolltuch geschützt ist vor der schwitzenden Haut und dem Zusatz.

Ideal: Wolle

Wollflanelltuch, Wollschal, selbstgestricktes Wickeltuch. Wolle kann bis zu 30% des Eigengewichts an Feuchtigkeit aufnehmen, ohne sich feucht anzufühlen; Schweiß wird gebunden und nach außen abgeleitet; keine Verdunstungskälte, das Tuch bleibt warm.

Gut: Seide

Zum Beispiel Seidenschal, Bouretteseide.

Besonders bei empfindlicher Haut und für Kinder mit Wollallergie eine gute Alternative zu Wolle. Hält gut warm; bindet Schweiß und Feuchtigkeit.

Befestigungsmaterial

Es gibt verschiedene Möglichkeiten, die Stoffe zu befestigen:
Klebepflaster von der Rolle, Bindenklämmerchen, Klettverschluß, Mull- oder Verbandbinden, Bänder an das Wolltuch nähen (Seite 48).

Bezugsadresse siehe Seite 96.

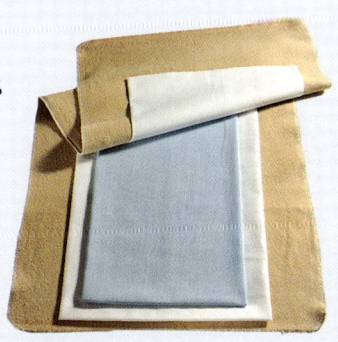

Wissenswertes über Zusätze

Qualität ist wichtig

Heilpflanzen

Voraussetzung für eine wirksame Anwendung war und ist immer, daß die Heilpflanzen richtig geerntet, zubereitet und eingesetzt werden.

Empfehlenswert: Apothekerware

● Achten Sie auf gute Qualität. In Apotheken erhalten Sie nach dem Arzneibuch geprüfte, kontrolliert angebaute Ware.

● Es gibt dort auch Filterbeutelware für alle, die diesen Weg vorziehen. Wer einmal den Inhalt eines Kamillenteebeutels aus dem Supermarkt genauer betrachtet, muß glücklich sein, wenn nur eine Kamillenblüte darin zu entdecken ist. Der Rest sind oft minderwertige Blütenteile, die bei der Apothekenqualität aussortiert worden wären.

Haltbarkeit

● Die getrockneten Pflanzen können nicht unbegrenzt aufbewahrt werden (etwa 1 Jahr). Kennzeichen dafür mag der Geruch sein. Pfefferminze sollte beim Öffnen des Glases wirklich nach Pfefferminze duften.

● Bereiten Sie Ihre Tees eher dünn zu. Am besten stellen Sie sich die Eieruhr daneben. Bei vielen Tees reicht es völlig, sie 5 bis 10 Minuten ziehen zu lassen (Seite 36). Wenn diese Tees länger als 10 Minuten ziehen, schmecken sie meist sehr bitter.

Zubereitung der Tees

● Getrunken wird Tee in kleinen Schlucken und, wie Sebastian Kneipp sagte, in größtmöglicher körperlicher und seelischer Ruhe und einer inneren Verfassung, die auf die Überwindung der Krankheit eingestellt ist.

»Richtig« trinken

Selber sammeln?

Selber Kräuter zu sammeln, ist zwar eine schöne Sache, aber nicht ganz einfach. Sie müssen nicht nur die Pflanze sicher identifizieren können, sondern auch genau wissen, welcher Pflanzenteil der richtige ist, wann der optimale Erntezeitpunkt ist und wie die Pflanze richtig getrocknet wird.
Der Apothekenware können Sie vertrauen – Sie erhalten gut vorbereitete Heilpflanzen, richtig getrocknet und gelagert.

Genaue Kenntnisse sind notwendig

Ätherische Öle

Damit Sie sicher sein können, daß ein Öl tatsächlich die gewünschten Heilwirkungen hat, sollten Sie auch hier unbedingt auf Qualität achten!

Qualitäts-kriterien

● Kaufen Sie zur Selbstbehandlung nur »100% reines ätherisches Öl«, kein Parfumöl oder naturidentisches Öl!

● Je ausführlicher die Angaben des Herstellers auf Fläschchen und Preisliste sind, je mehr er sich also »in die Karten schauen« läßt, desto besser voraussichtlich die Qualität. Lateinischer Pflanzenname, Angaben zum Pflanzenteil, Ursprungsland, Gewinnungsverfahren und eine Chargennummer sollten zu finden sein.

● Stammt das Öl nicht aus kontrolliert-biologischem Anbau, kann es Pestizidrückstände enthalten.

● Verwenden Sie ätherische Öle sicherheitshalber nur in Verdünnung und immer eher niedrig dosiert. Halten Sie sich am besten an meine Angaben, wenn Sie noch wenig Erfahrung mit den Ölen haben.

Niedrig dosieren, auch in der Duftlampe

● Für eine Duftlampe in Räumen bis 20 m² genügt es, 3 bis 7 Tropfen ins Wasser zu geben. Lassen Sie die Duftlampe bei Kindern höchstens 1 Stunde lang im Zimmer.

● Ätherische Öle sind hochkonzentrierte Wirkstoffe und können unverdünnt Hautreizungen hervorrufen. Deshalb sollten sie auch nicht in die Augen gelangen und kindersicher verwahrt werden. (Buchtip siehe Seite 96.)

Aus Kühlschrank und Speisekammer

Auch für Hausmittel wie Zitronen und Zwiebeln gilt: Je natürlicher eine Pflanze gewachsen ist, desto heilkräftiger ist sie. Für die Herstellung von Natur-Medikamenten empfehle ich Ihnen deshalb den Kauf möglichst unbehandelter Ware aus kontrolliert-biologischem Anbau. Auch ihr Zustand spielt eine wichtige Rolle: Achten Sie auf Frische und guten Geruch.

Am besten Öko-Ware

Speziell bei Kindern

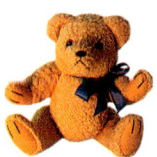

Kleinkinder und Säuglinge haben eine sehr empfindliche Haut, deren Fettfilm weniger ausgeprägt ist als beim Erwachsenen. Deshalb nehmen sie viele Substanzen leichter durch die Haut auf; sie reagieren oft schneller und intensiver. Wählen Sie also milde Zusätze, wie ich sie empfehle, und beobachten Sie bei der ersten Anwendung sorgsam die Reaktion.

Nur milde Zusätze verwenden

Zusatz	Heilwirkung	Anwendung	Praktische Tips
Quark	abschwellend kühlend schmerzlindernd entzündungshemmend entgiftend schleim- und krampf- lösend bei Husten	*körperwarm:* Husten, Bronchitis Halsschmerzen Heiserkeit Lymphdrüsenschwellung Chronische Gelenk- schmerzen *kalt:* akute Entzündung und Schwellung Tennisarm Krampfadern Oberflächliche Venen- entzündung Sonnenbrand Insektenstich Gelenkentzündung Kopfschmerzen Brustdrüsenentzündung	Nehmen Sie Magerquark (ohne Zusatzstoffe); Verbandmull als Träger- stoff ist ein notwendiges Hilfsmittel.
Zwiebel	desinfizierend antibiotische Wirkung (siehe Zitrone) schmerzlindernd entzündungshemmend entgiftend stoffwechselanregend schleimlösend (besonders wirksam ist speziell das ätherische Öl der Zwiebel, das uns zum »Weinen« bringt)	Erkältung Husten Ohrenentzündung Wespenstich Gelenkentzündung Tennisarm Rheuma Anregung der Knochen- heilung nach Brüchen Blasenentzündung Zahnfieber	Sie können jede Art Zwie- bel verwenden. Als Wickelzusatz wird die Zwiebel roh geschnitten und muß vor jeder Anwendung als Auflage oder Kompresse gut im Wickeltuch (Verband- mull) gedrückt werden, bis sich Saft bildet! Innerlich als Tee oder Hustensaft (Seite 54).
Essig	kühlend juckreizmildernd durchblutungsanregend entstauend (zum Beispiel bei Quetschungen, Krampfadern) stabilisiert den Säure- schutzmantel der Haut reaktionsverstärkend	Hautpflege bei Insekten- stichen und Juckreiz Krampfadern, dicke, schwere Beine Prellungen, Quetschun- gen, Blutergüsse Kopfschmerzen ideal als Zusatz bei Hals- und Wadenwickeln	Geben Sie immer 1 Teil Obstessig auf 2 Teile Wasser; verwenden Sie nur Essig guter Qualität, zum Bei- spiel reinen Apfelessig ohne Zusätze.

Zusatz	Heilwirkung	Anwendung	Praktische Tips
Meersalz	durchblutungsanregend abschwellend entzündungsheilend wundheilfördernd besonders geeignet für Menschen mit Neigung zu Allergien	Schwellung, Wasseransammlung im Gewebe Bluterguß, auch Knie- und Gelenkergüsse nach Verstauchungen Entzündung Krampfadern Schmerzen Schnupfen Nebenhöhlenentzündung	Nur echtes Meersalz verwenden (ohne chemischen Zusatz für bessere Rieselfähigkeit); geben Sie 1 bis 2 Eßlöffel auf 1 Liter Wasser, wenn im Text nicht anders beschrieben.
Leinsamen	stark erwärmend aufweichend (bei starker Verschleimung der Nebenhöhlen) entzündungsheilend schmerzlindernd	Schnupfen Nebenhöhlenentzündung Husten, Bronchitis oberflächliche Furunkel	Muß frisch geschrotet sein (Apotheke/Naturkostladen). Auch als Ersatz für Kartoffel geeignet.
Kartoffel	stark erwärmend schmerzlindernd entgiftend entwässernd, wassertreibend (innerlich) guter Wärmeträger	*äußerlich:* Rückenschmerzen Kopfschmerzen bei Nackenverspannungen Husten, Bronchitis *innerlich:* Sodbrennen Darmbeschwerden	Vorsicht: bei heißen Wickeln die Temperatur gut kontrollieren, da gekochte Kartoffeln innen wesentlich heißer sind als außen! Auch als Ersatz für Leinsamen geeignet.
Zitrone	natürliches Antibiotikum durch bakterientötende Inhaltsstoffe entzündungshemmend stimmungsaufhellend (»sauer macht lustig«)	*innerlich:* Erkältungskrankheiten Depressive Verstimmung *äußerlich:* Halsentzündung, Husten	Nur ungespritzte Zitronen verwenden. Vorsicht: leicht hautreizend, bei empfindlicher Haut nicht als Wickelzusatz geeignet!
Kohl	entzündungshemmend schmerzlindernd Gift- und Entzündungsstoffe ableitend abschwellend	*äußerlich:* Gelenkschmerzen Rheuma, Gicht Hexenschuß, Lendenwirbelsäulenprobleme Schwellung, Verhärtung Halsentzündung Bronchitis Wechseljahrbeschwerden	Die Blätter müssen frisch sein und für die Anwendung richtig vorbereitet werden (Seite 86). Wirsing und Weißkohl sind am besten. Vorsicht: Nicht auf offene Wunden legen!

Pflanze	Heilwirkung	Anwendung	Zubereitung	Dosierung
	So wird's gemacht: Die empfohlene Menge mit $1/4$ Liter kochendem Wasser überbrühen, 5–10 Minuten zugedeckt ziehen lassen, abseihen. TL = Teelöffel, EL= Eßlöffel (Angaben für getrocknete Ware; bei frischen Tees etwa die dreifache Menge nehmen).			
Anis *Anisi fructus* Samen	blähungshemmend krampflösend schleimlösend	Blähung Magen-Darm-Krampf Husten	1–2 TL (Säuglinge $1/2$ TL) kurz vor der Zubereitung (siehe oben) im Mörser anstoßen	2–3mal täglich $1/2$–1 Tasse, Säuglinge 3–5 TL vor der Mahlzeit oder in der Flaschennahrung
Fenchel *Foeniculi fructus* Samen	blähungshemmend krampflösend schleimlösend	Blähung Magen-Darm-Krampf Husten	$1/2$–1 TL kurz vor der Zubereitung (siehe oben) im Mörser anstoßen	2–3mal täglich $1/2$–1 Tasse, Säuglinge 3–5 TL vor der Mahlzeit oder in der Flaschennahrung
Holunderblüten *Sambuci flos* Blüten	schweißtreibend wärmend immunstimulierend	Erkältung Fieber Stärkung der Abwehrkräfte	1–2 TL überbrühen (siehe oben); so heiß wie möglich trinken	3–5mal täglich 1 Tasse, Kinder unter zwei Jahren maximal 2 Tassen täglich
Johanniskraut *Hyperici herba* Kraut	beruhigend antidepressiv wundheilend (als Ölauszug siehe Seite 84)	Schlafstörung leichte depressive Verstimmung Beschwerden der Wechseljahre	1–2 TL überbrühen (siehe oben)	2–3 Tassen tagsüber und abends 1 Tasse vor dem Schlafengehen
Kamille *Chamomilla flores* Blüten	krampflösend wund-, entzündungsheilend antiseptisch immunstimulierend beruhigend	Erkältungskrankheiten Magen-Darm-beschwerden Wunden entzündliche Hautleiden	1–2 TL auf $1/4$ l kochendes Wasser, 5 Minuten ziehen lassen, abseihen Bei Erkältung inhalieren (Seite 43)	2–4mal täglich $1/2$–1 Tasse, Säuglinge 2–3mal 2–3 TL; als Schlaftee 1 Tasse vor dem Schlafengehen
Kümmel *Carvi fructus* Samen	blähungshemmend krampflösend	Verdauungsbeschwerden Blähungen Magenkrämpfe	$1/2$–1 TL (Säuglinge $1/4$ TL) kurz vor der Zubereitung (siehe oben) im Mörser anstoßen	2–4mal täglich $1/2$–1 Tasse, Säuglinge 2–3 TL vor der Mahlzeit oder in der Flaschennahrung

Pflanze	Heilwirkung	Anwendung	Zubereitung	Dosierung
Lindenblüten *Tiliae flos* Blüten	schweißtreibend abwehrstärkend reizlindernd	Erkältung Fieber trockener Reizhusten Stärkung der Abwehrkräfte	1–2 TL überbrühen (siehe Seite 36 oben); so heiß wie möglich trinken	3–5mal $1/2$–1 Tasse mit Honig und Zitrone; Kinder bis 2 Jahre max. 2 Tassen täglich
Melisse *Melissae folium* Blätter	beruhigend krampflösend appetitanregend	Einschlafstörungen nervöse Magen-Darm-Beschwerden Periodeschmerzen	2–3 TL überbrühen (siehe Seite 36 oben)	2–3 Tassen täglich; vor dem Schlafen: 1 Tasse mit etwas Honig
Pfefferminze *Mentha piperita folium* Blätter	krampflösend appetitanregend den Gallenfluß regulierend	Übelkeit, Erbrechen Magen-Darm- und Galle-Beschwerden Periodeschmerzen	1 TL überbrühen (siehe Seite 36 oben), warm trinken	Bei Bedarf täglich 3–5mal 1 Tasse, Kleinkinder ab 3 Jahren 3mal $1/2$ Tasse
Salbei *Salvia folium* Blätter	entzündungshemmend antibakteriell schweißregulierend milchrückbildend beim Abstillen	Erkältung Halsschmerzen Nebenhöhlenentzündung und Bronchitis (inhalieren!) Magen-Darm-Beschwerden starkes Schwitzen Milchüberschuß	1–2 TL auf $1/4$ l kochendes Wasser, 5 Minuten ziehen lassen, abseihen; oder 6–10 Stunden lang kalt ansetzen, abseihen und erwärmen (schmeckt so weniger bitter)	2–3 Tassen täglich; *Gurgeln:* 1 TL auf $1/4$ l kochendes Wasser, 10 Minuten ziehen lassen; *Inhalieren:* 2 EL auf $1/2$ l Wasser. Nicht für Kinder unter 3 Jahren!
Spitzwegerich *Plantaginis lanc. herba* Kraut	reizmildernd antibakteriell auswurffördernd wundheilend juckreizlindernd	Husten, Keuchhusten Rachenentzündung Erkältung Insektenstich	2 TL auf $1/4$ l kochendes Wasser, 10 Minuten ziehen lassen, abseihen	2–5 Tassen täglich, Kinder maximal 2–3 Tassen täglich
Stiefmütterchen *Violae tricoloris herba* Kraut	juckreizlindernd schorflösend hautberuhigend	Hautprobleme, besonders Milchschorf juckende Ekzeme	1 TL auf $1/4$ l kochendes Wasser, 10 Minuten zugedeckt ziehen lassen, abseihen	als Kur: 3 Monate lang morgens und abends 1 Tasse, Säuglinge 4–5mal täglich 2–3 TL
Thymian *Thymi herba* Kraut	schleimlösend krampflösend antibakteriell durchblutungsfördernd	Husten, Keuchhusten, Bronchitis, Asthma Verschleimung und Katarrh der oberen Luftwege	2 TL überbrühen (siehe Seite 36 oben), maximal 10 Minuten ziehen lassen	Bei Bedarf 2–3 Tassen täglich

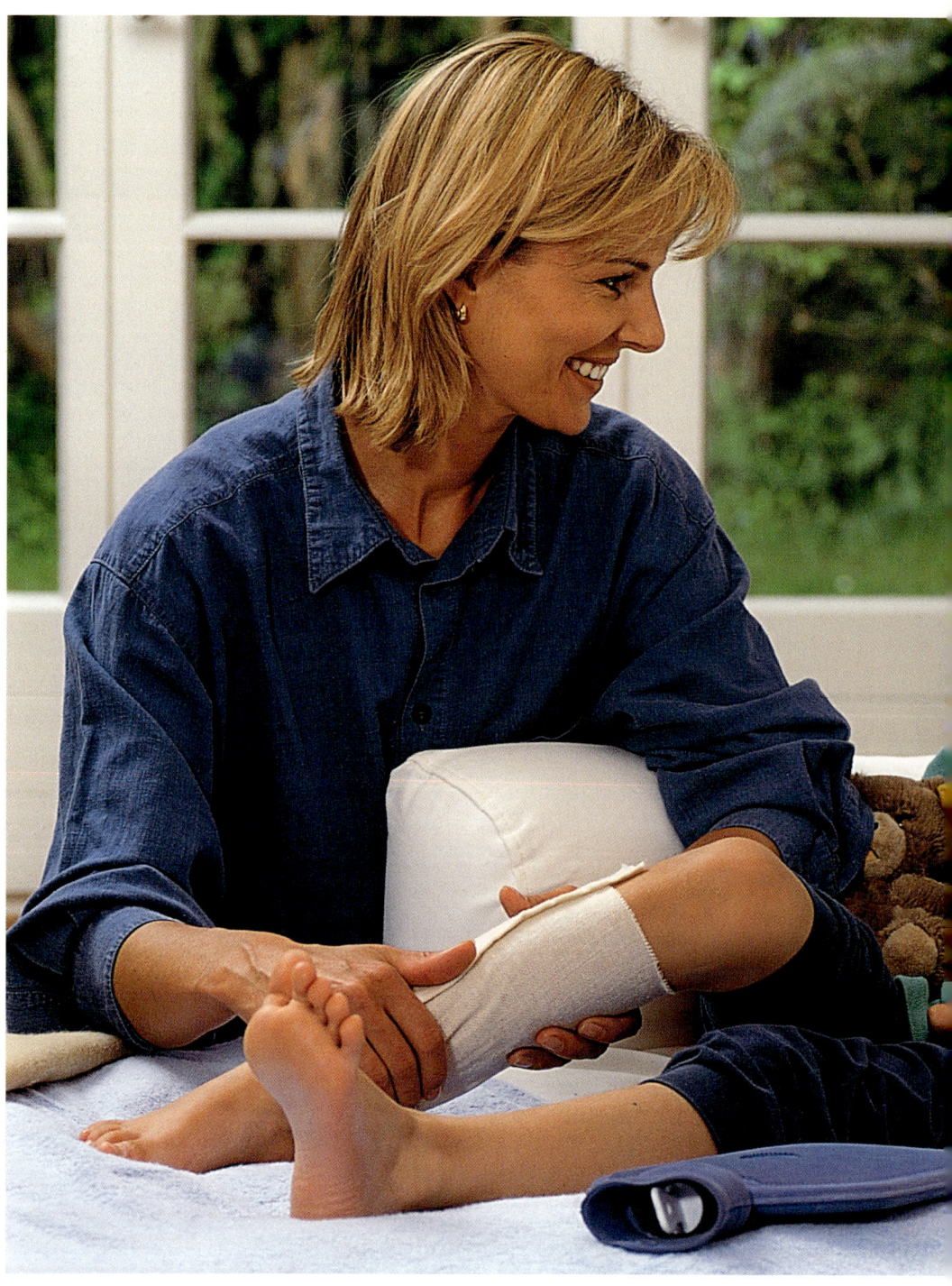

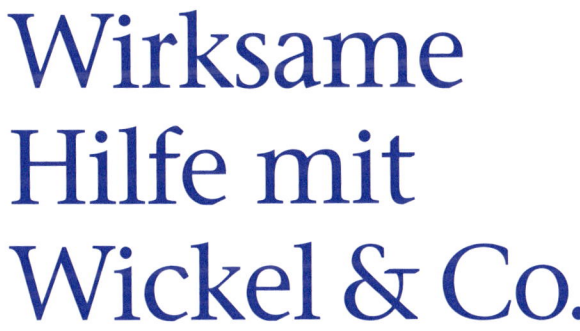

Wirksame Hilfe mit Wickel & Co.

Ob Schnupfen, Husten, Heiserkeit, ob Hautbeschwerden oder
Schmerzen: Wickel & Co. sind
die beste Erste Hilfe und ein
sanfter, aber wirksamer Weg zur
Heilung – für Babys, Kinder und
Erwachsene gleichermaßen.
In diesem Kapitel erfahren Sie
aber nicht nur, wie Sie akute
Beschwerden behandeln können,
sondern auch, wie Sie sich
behutsam abhärten, die Abwehrkräfte stärken und einer erneuten
Erkrankung vorbeugen können.

Praktischer Wegweiser: Eine
Übersicht über alle Beschwerden,
die Sie selbst zu Hause behandeln können, mit den jeweils passenden Heilmitteln, finden Sie
ab Seite 90!

Abwehr stärken – Erkältungen vorbeugen

Wer regelmäßig unter Erkältungen zu leiden hat, kann mit Hilfe von Wasser, Kräutern und Düften wirksam vorbeugen und seine Abwehrkäfte stärken.

Verhindern oder lindern

Und wen es doch erwischt, dem bieten Hausmittel die Möglichkeit, die durch Viren verursachten Beschwerden wie Schnupfen, Husten, Heiserkeit zu lindern und zu verhindern, daß sich beispielsweise ein harmloser Schnupfen zu einer Nebenhöhlenentzündung auswächst.

Auch das hilft

- Viel frische Luft
- Viel trinken (Seite 24); heilsam wirken Holunderblüten-, Kamillen-, Lindenblüten-, Salbei- und Spitzwegerichtee (Seite 36/37)

Wichtige begleitende Maßnahmen

- Für warme Füße sorgen (siehe rechte Spalte)
- Leichte und frische, vitaminhaltige Kost
- Raumluft befeuchten
- Duftlampe mit ätherischen Ölen wie Cajeput, Eukalyptus, Lavendel, Tea-Tree oder Zitrone (Seite 33)

Bei den ersten Anzeichen

- Ein Ansteigendes Fußbad (Seite 41) ist das beste Hausmittel zur Abwehr. Rechtzeitig angewendet, kann durch die Erwärmung des Körpers so manche Erkältungskrankheit abgeblockt werden. Im Volksmund heißt es: »Eine Erkältung beginnt mit kalten Füßen.« Nicht von ungefähr steckt im Wort Erkältung die »Kälte«. Kühlt der Körper zu sehr aus, schwächt das sein Abwehrsystem. Eine schnelle Wiedererwärmung unterstützt die Selbstheilungskräfte.

Erwärmung stärkt die Selbstheilungskräfte

- Sehr hilfreich: Eine Zitrone auspressen und etwas Honig zugeben, eventuell mit frischem Orangensaft anreichern. Mehrmals täglich pur oder mit warmem Wasser verdünnt trinken (kochendes Wasser zerstört die Inhaltsstoffe!). Die Zitrone enthält neben Vitamin C viel natürliches Antibiotikum.

Zitrone mit Honig

In der Volksheilkunde gibt man Zitrone mit Honig auch bei depressiver Verstimmung, denn »sauer macht lustig«.

Ansteigendes Fußbad

Man kann den Wert eines Fußbads gar nicht genug loben,
denn über die Füße können wir
auf den ganzen Körper Einfluß
nehmen. Das ansteigende Fußbad führt zu besserer Durchblutung und Erwärmung der Füße,
was sich wiederum durchblutungsfördernd auf die Schleimhäute im Nasen-Rachenraum,
auf die Unterleibsorgane, Harn-
wege und den Darm auswirkt
sowie viele Stoffwechsel-
vorgänge im Körper reguliert.

*Ein Heil-
mittel ersten
Ranges*

Für Kinder ab sechs Monaten
und Erwachsene:

*Anwen-
dungs-
bereich*

● um einer Erkältung vorzubeugen, wenn Sie selbst oder Ihr
Kind durchnäßt und mit kalten
Füßen nach Hause kommen
● unterstützend bei Schnupfen,
Nebenhöhlenentzündungen,
Halsinfekten, Erkrankungen der
Bronchien, Polypen
● bei Harnwegsentzündungen
● bei Störungen im Wärme-
haushalt (ständig kalte Füße!)
als stärkende, wärmende Maßnahme
● auch bei Kopfschmerzen

Vorsicht: Bei Herzerkrankungen
vor einer Anwendung den Arzt
befragen!
Bei Venenerkrankungen sollte
das Wasser nur bis Knöchel-
höhe gehen! Anschließend die
Füße kurz kalt abgießen.

Das brauchen Sie:
Badethermometer
Eimer, in dem die Füße gut
    Platz haben (ggf. 2 Eimer)
Gießkanne mit heißem Wasser
    (etwa 50 °C) oder Duschbrause

Zutaten

Zusätze zur Wahl:
● Thymian (Wirkung Seite 37):
50 g Thymiantee (Kinder 25 g)
mit $1/2$ Liter Wasser überbrühen, 15 Minuten ziehen lassen,
abseihen, ins Fußbad geben;
oder 1 Tropfen ätherisches Thymianöl, in 1 Teelöffel Sahne
verrührt, ins Wasser geben;
oder Thymian-Badeöl, nach
Gebrauchsanweisung
● Meersalz (Seite 35): 2 Eßlöffel
pro Liter Wasser
● 10 g geriebenen Ingwer oder
schwarzes Senfmehl (Apotheke)
in Verbandmull geben, zubin-
den und ins Wasser hängen.
Sie wirken stark durchblutungsfördernd und hautreizend.
Eine leichte Hautrötung während des Fußbads ist normal.
Ingwer nicht während einer
Schwangerschaft anwenden,
Senfmehl nicht bei empfindlicher Haut!

▶ Füllen Sie den Eimer mit
angenehm warmem Wasser
(etwa 33 °C) bis gut über die

**So wird's
gemacht**

Gegen aufkommende Langeweile während des Fußbads hilft eine spannende Geschichte.

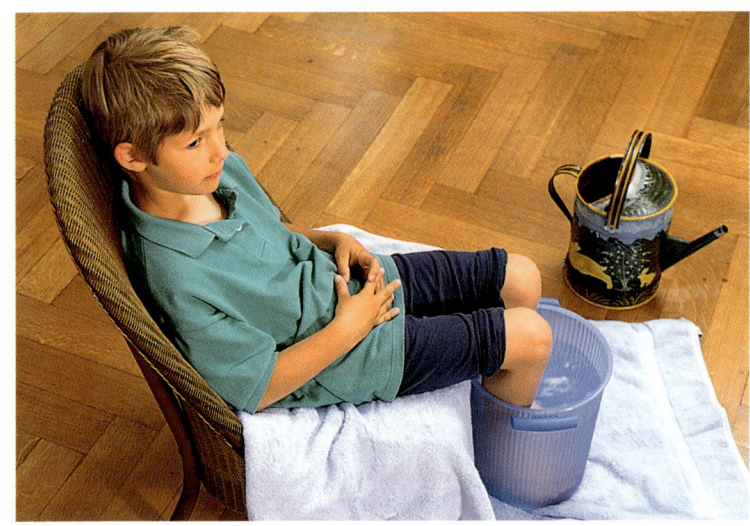

Knöchel, und gießen Sie dann langsam heißeres Wasser (Vorsicht!) nach, bis etwa zu den Waden, so daß die Badetemperatur langsam ansteigt, aber immer im Wohlfühlbereich bleibt (maximal 40 bis 41 °C). *Dauer:* Die Füße 10 bis 15 Minuten im warmen Wasser lassen. Danach abtrocknen, warme Socken anziehen und 15 bis 30 Minuten nachruhen.

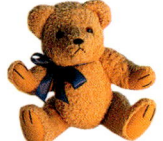

Speziell bei Kindern

Sind die Kinder noch klein, müssen Sie während des Fußbads dabeibleiben und vielleicht eine Geschichte vorlesen. In feucht-kalten Zeiten ist es sinnvoll, jedem Kind seinen eigenen bunten (selbst bemal-

ten) Eimer bereitzustellen. Sie werden staunen, mit welcher Begeisterung Ihr Kind Fußbäder macht. Meine Kinder holen sich oft gleich ihre Kübel, wenn sie nach einem langen Winterspaziergang heimkommen, und Milena sagt dann: »Jetzt machen wir's uns ganz gemütlich.« Wir heizen den Ofen ein, zünden Kerzen an und trinken nach dem Fußbad köstlichen Holunderblütentee mit Zitrone.

Ein Zeremoniell, das Kindern Spaß macht

Variante: Wechselfußbad

Belebt den Kreislauf, stärkt die Gefäße, verhindert Infekte, wirkt abhärtend. Sie brauchen 2 große Eimer oder Plastikwannen; Durchführung wie beim Wechselarmbad (Seite 61).

Befreiendes bei Schnupfen

Für eine freie Nase: abschwellende Mittel

● Für jedes Alter, von Geburt an: Isotone 0,9%ige Kochsalzlösung (Apotheke). 3- bis 5mal täglich 1 bis 2 Tropfen in die Nase träufeln.

Kochsalzlösung hilft sanft und zuverlässig

● Intensiver, bei grünlichem Sekret: 10 bis 15 Tropfen 0,9%ige Kochsalzlösung (aus der Apotheke) oder 1 Messerspitze Meersalz in 1 Eßlöffel warmem Wasser auflösen, 2 bis 3 Tropfen Ringelblumentinktur (Seite 78) dazugeben. Ein wenig von dieser Mischung in jedes Nasenloch hochziehen. Wichtig: Das andere Nasenloch dabei zuhalten. Diese Anwendung 2- bis 4mal täglich wiederholen.

● Inhalieren, zum Beispiel mit Salzwasser oder Kamillentee (Anwendung Seite 44).

Ein Tip!

Achten Sie beim Schneuzen darauf, abwechselnd immer ein Nasenloch zuzuhalten; falsches Schneuzen treibt das Sekret in Richtung Mittelohr, was dort eine Entzündung begünstigen kann.

Speziell bei Säuglingen und Kindern

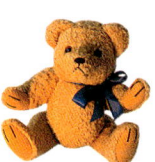

● Eine freie Nase ist für Babys besonders wichtig, da sie sonst schlecht trinken können. Auch Muttermilch wirkt abschwellend: Dem Säugling mit einer Pipette einige Tropfen in die Nase träufeln. Bis zu 5mal täglich wiederholen.

Hausmittel Muttermilch

● Eine zerkleinerte Zwiebel in einem dünnen Tuch über dem Bett oder Stubenwagen Ihres Kindes aufhängen. Der Geruch der Zwiebel ist zwar sehr heftig, löst aber den Schleim sehr gut und befreit die Nase.

● Bei kleinen Kindern sollte der Schleim abgesaugt werden. Fragen Sie in Ihrer Apotheke nach einem Schleimabsauger.

Inhalation

Nicht nur bei Schnupfen, sondern bei allen Erkältungskrankheiten ist die Inhalation ganz besonders hilfreich.

Bei Husten, Schnupfen, Heiserkeit

Die warme, feuchte Luft gemeinsam mit den Zusätzen wirkt außerordentlich wohltuend und heilsam.

Kopf und Schüssel sollten ganz zugedeckt werden, damit sich die heilsamen Dämpfe nicht zu schnell verflüchtigen.

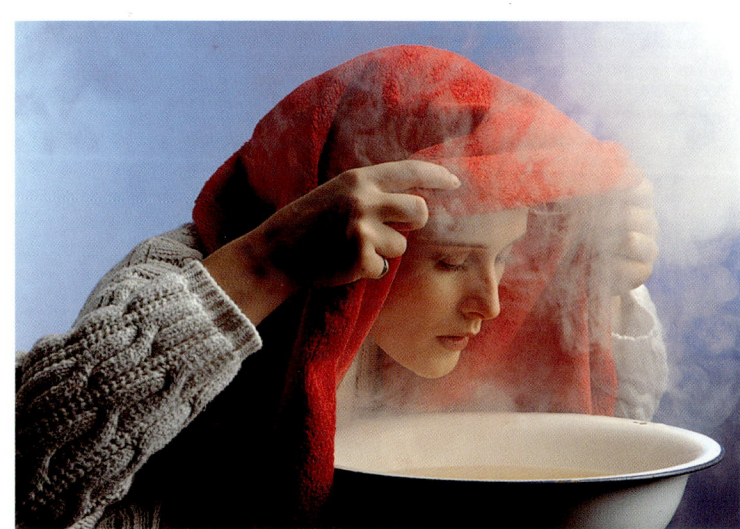

Anwendungsbereich

Für Kinder ab ein bis zwei Jahren und Erwachsene bei:
- Schnupfen
- Nebenhöhlenentzündung
- Husten, Bronchitis
- festsitzendem Schleim
- Hals-/Rachenentzündungen
- Polypen

Zutaten

Das brauchen Sie:
2 Liter kochendes Wasser
Zusatz wie Kamille, Meersalz
Große Schüssel oder Topf
Großes Woll- oder Handtuch

Zusätze zur Wahl:
- 1 Handvoll Kamille: bei Schnupfen und Nebenhöhlenentzündung (beruhigend, entzündungshemmend)
- 2 Eßlöffel Meersalz: bei Schnupfen, Husten und Neben-

höhlenentzündung (löst festsitzenden Schleim)
- 1 bis 2 Zwiebeln: bei Schnupfen, Husten (desinfizierend)
- 1 bis 2 Eßlöffel Thymian: bei Husten, Bronchitis (wohltuend, krampflösend)
- 1 bis 2 Eßlöffel Salbei: Mund-, Rachen-, Nebenhöhlenentzündung, Bronchitis (entzündungshemmend, antibakteriell)

So wird's gemacht

▶ Den Zusatz in Topf oder Schüssel mit dem kochenden Wasser übergießen und auf den Tisch stellen. Breiten Sie das Tuch über sich aus, und beugen Sie sich über den Topf. Atmen Sie tief ein und aus.
Dauer: 10 bis 15 Minuten, solange sich Dampf entwickelt. Danach den Kopf mit Mütze

oder Tuch warmhalten und
15 bis 30 Minuten nachruhen.
1- bis 2mal täglich durchführen.

Speziell bei Kindern

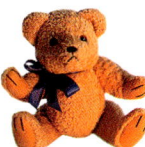

Ihr Kind darf beim Inhalieren
nie allein bleiben (Gefahr des
Verbrühens)!
Damit es auch Spaß macht, lassen Sie das Inhalieren zu einem
kindgerechten Erlebnis werden:
Dazu wird der Küchentisch mit
2 bis 3 Decken zugedeckt, so
daß ein Indianerzelt, Piraten-
schiff, eine Ritterburg daraus
wird. Die Kinder bekommen
eine Taschenlampe in die Hand
(damit sie ruhig sitzen bleiben),
und Mama oder Papa muß sich
eine gute Geschichte einfallen
lassen. Der Topf mit dem
heißen Wasser und dem Zusatz
kommt in die Mitte des Zeltes.
Dauer und Nachruhe wie bei
der »Erwachsenenversion«.
Mütze (»Helm«) oder Kopftuch
(Piratentuch) nicht vergessen!

So macht das Inhalie-ren Spaß

Variante: mit Kieselsteinen

Noch mehr Dampf

Besonders effektvoll: Eine
Handvoll Kieselsteine, im Back-
ofen 10 Minuten bei 250 °C
erwärmt. Mit Topflappen her-
ausgenommen und per Schöpf-
kelle in heißes Wasser gegeben,
erzeugen sie einen richtigen
Dampfaufguß wie in der Sauna.

Zwiebelsocken

Bei diesem Wickel, der immer
wieder faszinierend ist in seiner
Wirkung bei Erkältungen und
beginnenden Blasenentzündun-
gen, wird der Zusammenhang
zwischen Fußsohlen und Ge-
samtorganismus genutzt, der
zum Beispiel auch Grundlage
der Fußreflexzonenmassage ist.

Über die Füße den ganzen Körper be-einflussen

Für Kinder ab sechs Monaten
und Erwachsene bei:
● Erkältungen, Fieber, Grippe
● Ohrenschmerzen (begleitend
zur ärztlichen Therapie)
● Nasennebenhöhlenentzün-
dung
● Lungenentzündung (aber nur
in Absprache begleitend zur
ärztlichen Therapie)
● beginnender oder bestehen-
der Blasenentzündung (nur
unterstützend zur ärztlichen
Behandlung)
● Zahnungsbeschwerden (ab
6 Monaten), Zahnfieber

Anwen-dungs-bereich

Wichtig: Voraussetzung ist ein
gut durchwärmter Körper
einschließlich der Füße, die
auch während der gesamten
Einwirkungsdauer warm bleiben müssen! Nachkontrolle
nach etwa 30 Minuten.
Ideal ist es, vorher ein ansteigendes Fußbad zu machen
(Seite 41).

Der ganze Körper muß warm sein!

Das brauchen Sie:

Zutaten
2 bis 3 Zwiebeln
2 Innentücher aus dünner Baumwolle oder Verbandmull (ES-Kompressen), etwa dreimal so groß wie der Fuß
Heilwolle, Wollsocken, eventuell Mullbinde, Wärmflasche

So wird's gemacht
▶ Die Zwiebeln kleinschneiden und jeweils auf die Mitte eines Tuchs legen. Die Stoffränder darüberschlagen, mit Pflaster oder Heftklammern befestigen.

Die warmen Wickel mit der einlagigen Stoffschicht auf die Fußsohlen legen; Heilwolle darauflegen und die Wollsocken anziehen. Wenn das nicht halten will, wickeln Sie das Zwiebelpäckchen mit einer alten Mullbinde fest an die Fußsohle. Die Füße müssen gut warm gehalten werden. Wer zu kalten Füßen neigt, bekommt gleich die Wärmflasche dazu.
Dauer: So lange Wickel und Fuß warm bleiben – 3 bis 4 Stunden, eventuell auch über Nacht.

Alternative: Einreibung

Die Fußsohlen mit einer saftigen Zwiebel einreiben und danach mit Heilwolle und Socken »abdichten«.

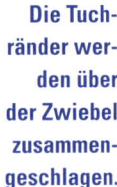

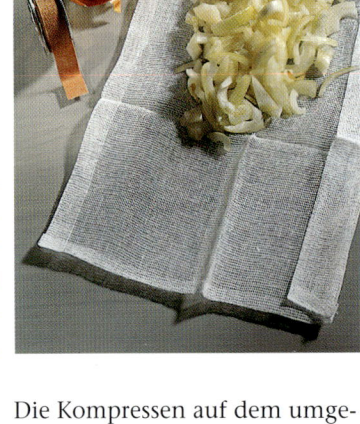

Die Tuchränder werden über der Zwiebel zusammengeschlagen.

Die Kompressen auf dem umgedrehten Kochtopfdeckel über heißem Wasser erwärmen. Dann die Zwiebeln in den Kompressen mit der Hand kräftig zerquetschen, so daß viel Zwiebelsaft im Tuch ist.

So können die Wickel auf einem Topfdeckel über Wasserdampf erwärmt werden.

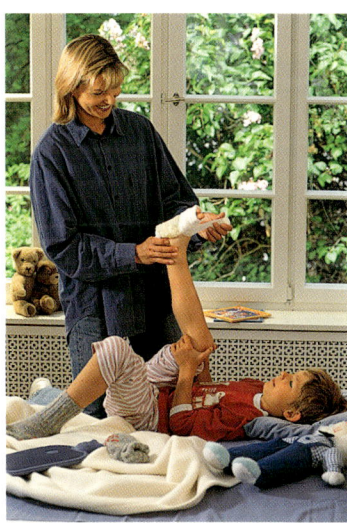

Mit einer Mullbinde läßt sich der Zwiebelwickel sicher am Fuß fixieren.

● Stirn- und Nebenhöhlen-entzündungen (zum Arzt!)
● oberflächlichen Furunkeln

Das brauchen Sie:
150 g geschroteten Leinsamen
6 bis 8 kleine Innentücher
   (etwa 10 x 10 cm) aus Verbandmull
Heilwolle, 2 Wärmflaschen

Zutaten

Leinsamenkompresse

Warme Leinsamenkompressen bewirken, daß die feinen Abflußkanäle wieder durchgängig werden. Während einer Neben- oder Stirnhöhlenentzündung ist der normale Abfluß von Schleim sehr beeinträchtigt, weil die Schleimhäute aufge-quollen sind und dadurch die Öffnung zur Nase verschließen. Bereits einige Stunden nach Anwendung der Leinsamen-kompresse kann Schleim und Eiter abgeschneuzt werden. Als sofortige Wohltat erfährt man die schmerzlindernde Wirkung.

Wirkung und Anwen-dungs-bereich

Für Kinder ab drei Jahren und Erwachsene bei:
● Schnupfen

▶ Den Leinsamen mit 250 ml Wasser in 3 bis 5 Minuten zu einem dicken Brei kochen. Dieser wird fingerdick jeweils in die Mitte der Tücher gestrichen, und die Tuchränder werden darüber zusammengeschlagen. Die Kompressen zwischen zwei Wärmflaschen warmhalten. Eine Kompresse so warm wie angenehm auf die betroffene Stelle legen, mit etwas Heilwol-le bedecken. Sobald die Kom-presse abkühlt, gegen eine andere austauschen.
Dauer: Pro Kompresse 4 bis 5 Minuten, insgesamt nicht län ger als eine dreiviertel Stunde. Danach 1 bis 2 Stunden Ruhe.

So wird's gemacht

Ein Tip!

Wer keinen Leinsamen zur Hand hat, kann statt dessen auch 1 bis 2 gekochte, warme Kartoffeln in den Verbandmull geben. Sie wirken stark erwärmend, entgif-tend und schmerzlindernd.

Linderung bei Halsschmerzen

Halswickel

Halswickel werden bei entzündlichen Beschwerden im Hals- und Rachenbereich und bei Lymphknotenschwellungen gerne als begleitende, abschwellende und entzündungshemmende Hausmittel verwendet. Bei ansteigendem Fieber (Seite 67) sollten keine Halswickel gemacht werden!

Bitte gehen Sie zum Arzt:

Grenzen der Selbstbehandlung

- bei starken Halsschmerzen mit Fieber
- wenn nach drei Tagen keine Besserung eintritt
- bei Verdacht auf Scharlach (Halsschmerzen, Übelkeit, belegte Zunge, eventuell Fieber)

Zwei Varianten – je nach Beschwerdebild

Wärmeerzeugend

Wärmeentziehend

- Der wärmeerzeugende Halswickel wirkt durchwärmend, durchblutungsfördernd;
- der wärmeentziehende Halswickel wirkt abschwellend und entzündungsabbauend.
Bestehen Zweifel darüber, welchen Wickel Sie machen sollen,

entscheidet die Reaktion des Patienten. Er spürt selbst am besten, ob ihm Wärme oder Kälte wohler tut, welche Variante ihm am besten bekommt. Die Wahl der Getränke kann auch Aufschluß geben! Tun warme Getränke gut, hilft auch der wärmeerzeugende Wickel; werden kalte Getränke bevorzugt, ist der wärmeentziehende Wickel das Richtige.

Tut Wärme oder Kälte gut?

Vorsicht: Nimmt der Schmerz während der Anwendung zu, den Wickel sofort abnehmen!

Speziell bei Kindern

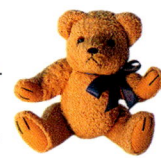

- Bei Kindern und auch bei kälteempfindlichen Erwachsenen muß ein Halswickel die Wirbelsäule freilassen: Das nasse Tuch

Ein Tip!

Wenn Sie öfter Halswickel machen müssen, können Sie sich die Arbeit erleichtern: Nähen Sie an beide Schmalseiten des Wolltuchs ein Band. Damit läßt sich der Wickel ganz einfach fixieren. (Bezugsadresse für fertige Halswickel siehe Seite 96.)

Gilt auch für kälteempfindliche Erwachsene

bedeckt den Hals nur vorne und seitlich, so daß die Lymphdrüsen mit einbezogen sind; das Wolltuch wird ganz um den Hals herumgewickelt.

● Kinder reagieren auf die Temperatur des Wickels im Halsbereich wesentlich empfindlicher. Deshalb bei Kindern eher handwarmes Wasser verwenden.

Wärmeentziehender Halswickel

Für Kinder ab zwei Jahren und Erwachsene:

Anwendungsbereich

● bei beginnenden, akuten Entzündungen im Hals-, Rachen- und Mundhöhlenbereich, wie akute Halsentzündung, beginnende Heiserkeit, Mandelentzündung

● wenn kalte Getränke angenehm sind.

Das brauchen Sie:

Zutaten

Leinen-Innentuch (doppelte Breite des Halses, Länge von Ohr zu Ohr)

Heilwolle

Woll- oder Seidenschal, etwas größer als das Innentuch

Zusätze zur Wahl:

(Wirkung siehe Seite 34/35)

● 1/2 bis 1 Eßlöffel Meersalz auf 1/4 Liter Wasser

● »Retterspitz äußerlich« (Seite 89) laut Gebrauchsanweisung

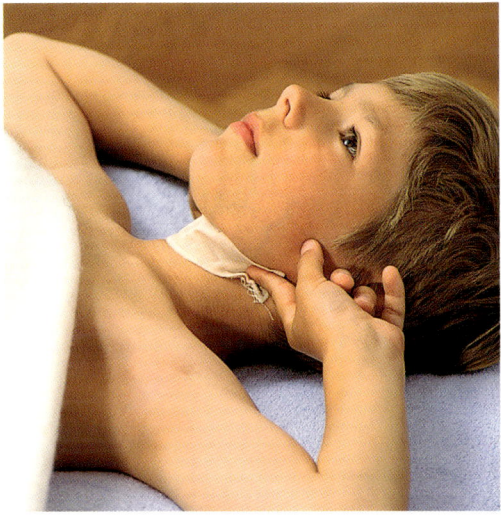

● 1 Teil Essig, 2 Teile Wasser – der altbewährte Essigwickel, dessen Geruch aber vor allem Kindern oft unangenehm ist

● Zitrone wirkt oft hautreizend, Vorsicht also bei empfindlicher Haut. Ansonsten eine halbe ungespritzte Zitrone mit leicht eingeritzter Schale in ein Gefäß mit 1/4 Liter Wasser legen. Am besten unter Wasser auspressen, da so am wenigsten ätherische Öle und andere Inhaltsstoffe verloren gehen. Mit diesem Zitronenwasser das Wickeltuch befeuchten.

Das Innentuch soll bei Kindern den Hals nur vorne und seitlich bedecken.

▶ Das Leinentuch einmal längs falten, in kaltes Wasser tauchen (je kleiner ein Kind, desto wärmer) und leicht auswringen, so daß es naß ist, ohne zu tropfen.

So wird's gemacht

Den Wickel vorn auf den Hals legen (Seite 48/49), darüber die Heilwolle, und das Wolltuch zum Abdichten rund um den Hals wickeln.
Sobald der Wickel durchwärmt ist, wird das Tuch abgenommen. *Dauer:* 20 bis 45 Minuten, anschließend noch etwa 1 Stunde mit Wärme durch einen Schal oder Rollkragenpullover nachbehandeln! Kann 2- bis 3mal täglich durchgeführt werden.

Wärmeerzeugender Halswickel

Für Kinder ab zwei Jahren und Erwachsene:

Anwendungsbereich

● bei schon länger bestehenden oder fortgeschrittenen Beschwerden, »älteren« Infekten
● wenn heiße Getränke bevorzugt werden.

Das brauchen Sie:

Zutaten

Tücher und Zusätze wie beim wärmeentziehenden Halswickel, Seite 49.

So wird's gemacht

▶ Der wärmeerzeugende Wickel wird genauso gemacht wie der wärmeentziehende, nur wird das Leinentuch *gut* ausgewrungen!
Dauer: 30 bis 90 Minuten, anschließend mit Wärme nachsorgen. Bei Bedarf 2- bis höchstens 3mal täglich durchführen.

Warmer Halswickel mit Zitrone

Für Kinder ab zwei bis drei Jahren und Erwachsene:

Anwendungsbereich

● zur Schleimlösung, bei Heiserkeit und beginnender Halsentzündung
● wenn Wärme angenehm ist

Das brauchen Sie:

Zutaten

$1/2$ ungespritzte Zitrone
Leinen-Innentuch
Heilwolle
Woll- oder Seidenschal

So wird's gemacht

▶ Den Saft der halben Zitrone in heißes Wasser geben, das Leinentuch darin tränken, *gut* auswringen und so warm wie angenehm um den Hals wickeln (bei Kindern nur vorn auflegen, Seite 48). Darauf die Heilwolle geben und das Ganze mit dem Schal fixieren.
Dauer: maximal 5 Minuten, danach den Hals noch mit Schal oder Rollkragenpullover warmhalten. Kann 2mal täglich durchgeführt werden.

Halswickel mit Quark

Der Quarkhalswickel ist sehr beliebt bei allen, die mit einem »dicken Hals« und unangenehmem Geschmack im Mund im Bett liegen. Er wirkt abschwellend und schmerzlindernd.

Leicht kühlender Wickel

Für Kinder ab zwei Jahren und
Erwachsene:

Anwendungsbereich
- bei Halsweh und Heiserkeit
- unterstützend bei Angina
(ärztlichen Rat beachten!)
- bei geschwollenen Lymphdrüsen (zum Arzt!)

Vorsicht: Nie bei frierenden
oder fröstelnden Patienten
anwenden!

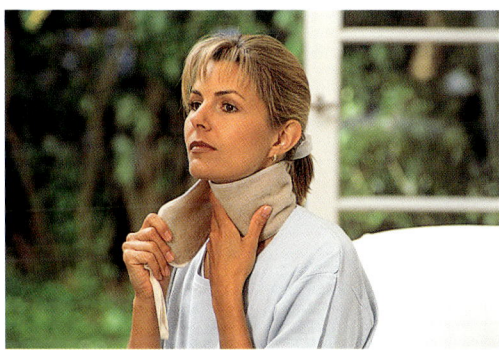

Zutaten
Das brauchen Sie:
Magerquark
Innentuch aus Leinen oder Ver-
bandmull (Länge: etwa halber
Halsumfang)
Zwischentuch (Baumwolle oder
Papierküchentücher)
eventuell Heilwolle
Wollschal

Der Quark wird auf das mittlere Drittel des Innentuchs gestrichen.

▶ Quark auf das mittlere Drittel des Innentuchs auftragen.
Für leicht frierende und kleine
Kinder nur dünn aufstreichen
(maximal 5 mm, eher dünner

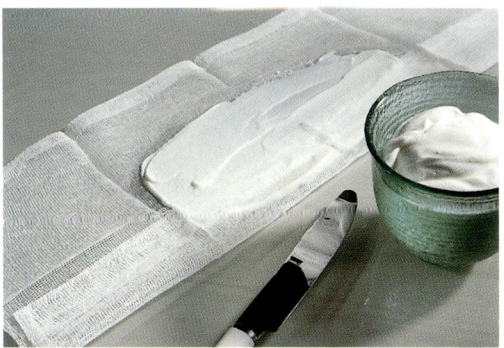

bei kleineren Kindern); für
Erwachsene 5 bis 10 mm dick.
Die Ränder des Tuchs über dem
Quark zusammenschlagen, so
daß auf einer Wickelseite nur
eine Lage Stoff ist.
Auf Zimmertemperatur (20 bis
22 °C) erwärmen, am besten
über Wasserdampf auf einem
umgedrehten Topfdeckel.
Den Quarkwickel mit der einlagigen Stoffseite vorn auf den
Hals legen, die Lymphdrüsen
mit einbeziehen, die Wirbelsäule freilassen (Seite 48/49).
Darüber ein dünnes Stoff- oder
Papiertuch legen, darauf nach
Belieben Heilwolle und schließlich einen Schal zum Befestigen
rund um den Hals.
Dauer: Etwa 1 bis 3 Stunden, bis
der Quark eingetrocknet ist.
Die Haut darf nicht kalt werden
unter dem Wickel! Passiert das,
den Wickel gleich abnehmen.
Wenn nötig, 2mal täglich bis
zur Besserung anwenden.

Mit einem Wollschal wird der Quarkwickel fixiert.

»Gurgelwasser«

Gurgeln reinigt die Rachenschleimhäute und läßt die Entzündung abklingen.

Drei wirksame Varianten

● Salbei-Tee: Der klassische Halswehtee, geeignet zum Gurgeln, Trinken oder Inhalieren (Seite 43). Etwa stündlich gurgeln bis zur Besserung.

● Zitronensalzwasser: Saft von 1 Zitrone und 1 Teelöffel Meersalz in 1 Glas warmem Wasser verrühren. 3- bis 4mal täglich damit gurgeln.

● Essigwasser: 1 Teelöffel Obstessig und 1 Eßlöffel Honig auf 1 Glas warmes Wasser. Alle zwei Stunden damit gurgeln.

Zur Abhärtung

Teilwaschung des Oberkörpers

Vorbeugung bei häufigen Halsinfekten

Sehr erfolgreich bei immer wiederkehrenden Halsinfekten und bei Problemen mit den Polypen. Sie können die kurmäßige Anwendung jederzeit starten, am besten rechtzeitig vor Beginn der kalten Jahreszeit.

Das brauchen Sie:

Zutaten

1 bis 2 gehäufte Eßlöffel Meersalz (bei Erwachsenen darf's auch etwas mehr Salz sein, um den Reiz zu verstärken)

Waschlappen (am besten aus Leinen)
Großes Seiden- oder Wolltuch

▶ Morgens in $^1/_2$ Liter kaltem Wasser das Salz ansetzen, damit es bis zum Abend gut gelöst ist. Die Wassertemperatur dann durch Zugabe von kaltem oder warmem Wasser verändern: Je kühler, desto besser.
Hals, Dekolleté, Schultern und Oberarme abwaschen. Kräftig reiben, bis die Haut gut gerötet ist – dabei hilft der Salzgehalt. Nicht abtrocknen, Seidentuch umlegen und ins Bett gehen.
Dauer: Täglich abends vor dem Schlafengehen, 6 Wochen lang. Senken Sie die Wassertemperatur nach und nach von 20 bis 25 °C auf 8 bis 10 °C; für Kinder eine Anfangstemperatur von 25 bis 30 °C, Kleinkinder 35 °C.

So wird's gemacht

Auch das wirkt stärkend

● Ein ansteigendes Fußbad (Seite 41) 1- bis 2mal wöchentlich – auch für Kinder sehr geeignet. Wer zu kalten Füßen neigt, hat oft auch mit häufigen Halsinfekten zu tun; kalte Füße bewirken, daß der Halsbereich zu wenig durchblutet wird und dadurch seine Abwehrkraft herabgesetzt ist.
● Bei häufigen Halsentzündungen 2- bis 3mal wöchentlich Halswickel Ihrer Wahl durchführen, bis zur Besserung. Ansonsten zum Arzt gehen!

Hilfreiches bei Husten

Husten hilft, die Atemwege von Schleim, Staub und sonstigen Fremdstoffen reinzuhalten, ist also eigentlich ein Schutzmechanismus, der nicht gänzlich unterdrückt werden sollte.

Bei den ersten Anzeichen

Heilwollewickel

Anwendungsbereich Bei beginnendem leichten Husten kann oft schon ein Heilwollewickel helfen und vor allen Dingen sehr wohltuend und wärmend sein – ideal bei Säuglingen und Kleinkindern.

Das brauchen Sie:
Zutaten Heilwolle
Eventuell einen milden Bronchialbalsam, um die Wirkung zu verstärken (bei Kindern immer darauf achten, daß er keinen Kampfer enthält)
Wolltuch

So wird's gemacht ▶ Wie man einen Brustwickel anlegt, steht auf Seite 55/56. *Dauer:* Am besten während der ganzen Nacht.

Das hilft zusätzlich

● Viel trinken: Gute Hustentees sind Spitzwegerich, Thymian, Lindenblüten, Fenchel (Seite 36/37).
● Inhalieren (nicht zu heiß!) löst den Schleim und hält die Schleimhäute feucht (Seite 43). Geeignete Zusätze sind Salz, Thymian oder Kamille (Seite 34–37).
● Für feuchte Luft in den Räumen sorgen: Wasserschale auf die Heizung stellen oder feuchte Tücher aufhängen (eventuell mit 2 bis 3 Tropfen ätherischem Öl beträufeln, siehe unten).
● Oft gut durchlüften.
● Für die Duftlampe geeignete ätherische Öle (Seite 33): Cajeput, Eukalyptus, Lavendel, Latschen-, Meerkiefer. Bei überempfindlichen Atemwegen (wie bei Pseudokrupp oder Asthma bronchiale) keine ätherischen Öle!
● Hustenden Kindern stets Unterhemd oder T-Shirt mit Ärmeln anziehen. Die Schultern müssen warm sein.

Wichtige begleitende Maßnahmen

Schleimlösende Mittel

Anwendungsbereich

Für Kinder ab einem Jahr und Erwachsene:
- bei Husten
- zur Schleimlösung bei Katarrh

Schwarzer-Rettich- »Zaubertrunk«

Zutaten

Das brauchen Sie:
1 schwarzen Rettich
5 bis 10 Eßlöffel Honig, je nach Größe des Rettichs

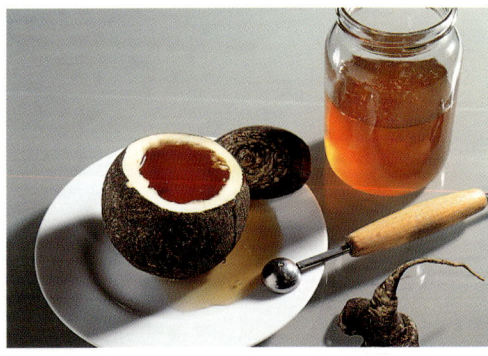

Der Honig im Rettich »verwandelt« sich in kurzer Zeit in Hustensaft.

▶ Vom Rettich einen »Deckel« abschneiden und beiseite legen. Den Rettich aushöhlen und mit Honig auffüllen, den Deckel daraufsetzen und das Ganze etwa 1 1/2 Stunden stehen lassen. Dann ist der Saft fertig. Steht der Hustensaft länger als 6 bis 8 Stunden, gießen Sie die Flüssigkeit am besten in ein Gefäß um und stellen es kühl.

Dosierung: Kinder unter einem Jahr maximal 1 Teelöffel, ältere Kinder und Erwachsene 2 bis 3 Teelöffel pro Gabe, bis zu 4mal täglich bei Bedarf.
Der Hustensaft kann auch zum Süßen in lauwarmen Tee gegeben werden (heißer Tee würde zu viele Inhaltsstoffe des Saftes zerstören).

Honig stärkt wirksam die Abwehrkräfte

Speziell für Kinder: die Zauberformel

Bei uns daheim helfen die Kinder bei der Herstellung dieses »Zaubertrunks« mit.
Er heißt so, weil ein Zauberspruch ihm magische Kräfte verleiht: Wenn er fertig angesetzt ist, sprechen wir gemeinsam beschwörend die Formel »*Hokus pokus, Simsalabim. Hustensaft, du werdest – meinen Husten du mir nimm!*« Dann wirkt er garantiert! Ihrer Phantasie, eigene Zaubersprüche zu erfinden, sind natürlich keine Grenzen gesetzt.

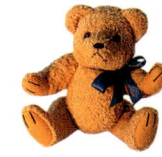

Die magischen Kräfte wecken

Zwiebelhustensaft

Zutaten

Das brauchen Sie:
150 g frische Zwiebeln
100 g Birnendicksaft (Reformhaus)
150 ml Wasser oder Thymiantee (Seite 37)
2 Eßlöffel Honig

So wird's gemacht ▶ Die Zwiebeln feinschneiden, mit Birnendicksaft und Wasser unter Rühren kurz aufkochen, bis ein dickflüssiger Sirup entsteht. Etwas abkühlen lassen, Honig unterrühren. Etwa eine Woche haltbar.
Dosierung: Mehrmals täglich 1 Teelöffel, Kinder bis zu 2 Jahren höchstens 2mal täglich.

Zwiebeltee

So wird's gemacht ▶ $1/2$ Zwiebel kleinschneiden, 3 bis 5 Minuten in $1/4$ Liter Wasser kochen, abseihen und den Tee mit Honig süßen.
Dosierung: Säuglingen und Kleinkindern 3- bis 4mal täglich 1 Teelöffel anbieten; größere Kinder und Erwachsene trinken 2 bis 3 Tassen Tee am Tag, eventuell mit Saft (nach Ihrer Wahl) verdünnt.

Lindernde Brustwickel

Warme Brustwickel sorgen für eine bessere Durchblutung im Brustraum, wirken schleimlösend und hustenlindernd.

Wichtig: Bei allen Brustwickeln muß der Oberkörper vor und während der Anwendung warm sein! Bei Fieber keine warmen Brustwickel machen!

● Größe des Wickels: von der Achselhöhle bis zum untersten Rippenbogen, als Auflage oder rund um Brust und Rücken.
● Für Brustwickel passende Tücher und der Wachswickel (Seite 56) sind auch fertig erhältlich (Bezugsquelle Seite 96).

Größe des Wickels

Praktisches Wickelhemd

Es erleichtert die Anwendung aller Brustwickel sehr, sich ein spezielles Hemd zum Fixieren bereitzulegen. Natürlich tut's auch ein Wolltuch, aber so ein Hemd ist schnell übergezogen, verrutscht nicht und hält den ganzen Oberkörper warm:
● Aus alten Woll- oder Baumwollstrumpfhosen (keine Synthetik) läßt sich mit der Schere

Speziell für Kinder: Aus einer alten Strumpfhose ist schnell ein Wickelhemdchen gemacht.

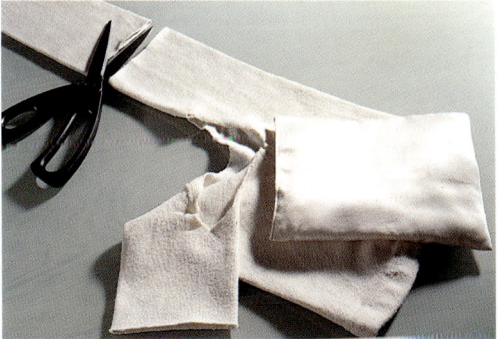

ohne großen Aufwand ein Hemdchen für Kinder zaubern: Die Beinteile schneiden Sie bis auf etwa 20 cm ab, in den

»Schritt« schneiden Sie ein Loch als Halsausschnitt. Man kann das Hemdchen einsäumen oder so belassen.

T-Shirt-Wickelhemd

● Auch ein engsitzendes T-Shirt oder Unterhemd mit Ärmeln ist geeignet. Darüber einen engen Wollpullover ziehen oder ein Wolltuch um die Brust wickeln.

● Perfekt ist das Hemdchen mit eingenähter Heilwolle: Schlagen Sie eine etwa 3 cm dicke Schicht Heilwolle in etwas Seide ein, und nähen Sie das Päckchen vorn im Hemd fest.

Es kann bei Erkältungskrankheiten gut tagsüber unter dem Pullover getragen werden. So wird auch die Wirkung eines Hustenbalsams verstärkt.

Bienenwachswickel

Ein sehr guter »Wickeleinstieg«

Für viele *der* Lieblingswickel: Er ist wohltuend, angenehm im Geruch, unkompliziert – und gehört deshalb einfach in die Hausapotheke. Denn ist das Wachstuch einmal gemacht, läßt es sich bis zu 12mal verwenden. Gleich beim ersten Hustenanzeichen können Sie reagieren, und meist ist der Husten nach 1 bis 3 Tagen vorbei.

Anwendungsbereich

Für jedes Alter von Geburt an:
● bei Husten, vor allem nachts, da stark hustenreizstillend und schleimlösend

● bei Keuchhusten und Bronchitis (nur in Absprache mit dem Arzt)

Vorsicht: Bei Personen mit Herzerkrankung erst nach Rücksprache mit dem Arzt!

Das brauchen Sie:

Zutaten

1 bis 2 Bienenwachsplatten ohne Zusätze (Apotheke)
Olivenöl
Innentuch (weiches Molton- oder Baumwolltuch, ideal: Biberbettuch) in Brustgröße
Messer und Fön oder altes Bügeleisen, alten Kochtopf, alte Geschirrtücher als Unterlagen, 2 Wäscheklammern
Hustenbalsam oder ätherisches Öl (Seite 33) wie Lavendel fein oder Thymian – nicht bei Kindern mit Allergieneigung
Heilwolle
Wickelhemd oder Wolltuch

So wird's gemacht

▶ Soviel Olivenöl in den Kochtopf geben, daß der Boden bedeckt ist, darauf die Wachsplatten legen und schmelzen lassen. Das Wachs auf das Innentuch gießen, oder das Tuch mit Hilfe der Wäscheklammern direkt ins Wachs tauchen. Auf eine Unterlage legen und mit dem Bügeleisen auf Stufe 1 oder mit Fön und Messer das Wachs gleichmäßig verteilen. Das abgekühlte Tuch zurecht-

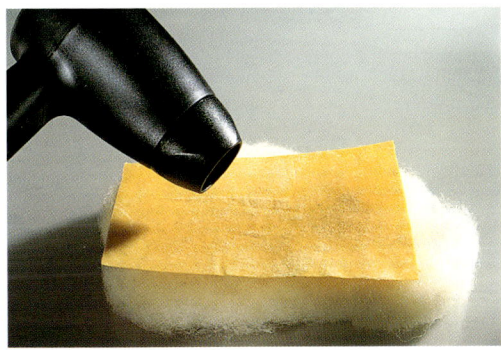

Brustwickel mit Quark

Bei Husten verschafft dieser Wickel rasche Erleichterung durch die krampf- und schleimlösende Wirkung. Er kann anfangs etwas gewöhnungsbedürftig sein, da er leicht feucht und nicht warm wie die anderen Brustwickel ist. Die Wirkung ist aber immer wieder so überzeugend, daß letztlich noch jeder zum »Fan« wurde. Wichtig ist, vor allem Kindern vorher das ungewohnte Gefühl schmackhaft zu machen.
Ein Tip: Lassen Sie sich beim Anlegen des Wickels möglichst von jemandem helfen.

Anfangs etwas gewöhnungsbedürftig

Für Kinder ab zwei bis drei Jahren und Erwachsene:
- bei stark verschleimten Bronchien
- lindernd bei Reizhusten
- bei Bronchitis (zum Arzt)

Anwendungsbereich

Wichtig: Der Patient muß während der Anwendung ruhen und gut durchwärmt sein.

Das brauchen Sie:
50 bis 100 g Magerquark
Teigschaber oder Messer
Alle Tücher müssen rund um die Brust reichen:
2 Innentücher (wenn 1 Tuch nicht groß genug ist) aus feiner, durchlässiger Baumwolle,

Zutaten

Vor der Anwendung wird der Wachswickel auf etwas Heilwolle warm- und weichgefönt.

schneiden, um das überschüssige Wachs an den Kanten zu entfernen. Am besten in einem Plastikbeutel aufbewahren.

▶ Vor der Anwendung eventuell etwas Hustenbalsam oder 1 Tropfen ätherisches Öl auf den Wickel geben. Diesen auf eine Schicht Heilwolle legen und das Tuch fönen, so daß es warm und weich wird; dann das Wachstuch unter der Heilwolle auf die nackte Brust legen. Vorher die Temperatur sorgfältig testen, am besten auf der eigenen Brust, und auf die Kritik des Patienten achten! Das Tuch muß dicht anliegen, sonst kühlt es zu schnell ab und wird wieder hart. Das Wickelhemd überziehen oder ein Wolltuch fest um die Brust wickeln.
Dauer: Kann die ganze Nacht dranbleiben. Bei schlimmem Husten sollte der Wickel nachts nochmal warmgefönt werden.

zum Beispiel alte Windeln,
jeweils 1mal zusammengelegt
ein Baumwoll-Zwischentuch
(soll die Flüssigkeit aufsaugen
und das Wolltuch schützen)
eventuell Heilwolle
großes Woll-Außentuch oder
Wickelhemd (Seite 55)
eventuell 3 Sicherheitsnadeln
2 oder 3 Wärmflaschen
Bettschutz (großes Handtuch)

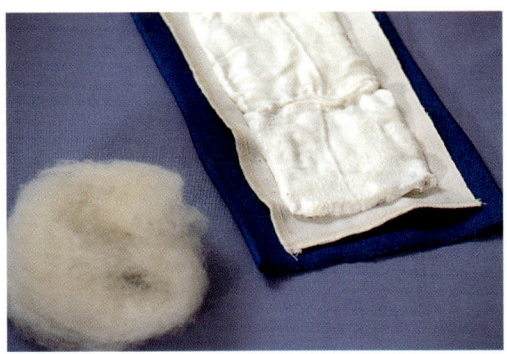

So wird's gemacht

▶ Den Quark im Wasserbad unter ständigem Rühren auf Körpertemperatur erwärmen. Er wird dann 0,5 bis 1 cm dick jeweils auf das mittlere Drittel der Innentücher gestrichen. Die Quarkfläche sollte insgesamt groß genug sein, um Brust und Rücken von der Achselhöhle bis etwa zum untersten Rippenbogen zu bedecken. Die Stoffränder jeweils über dem Quark zusammenschlagen.
Die »Quarkpakete« vorsichtig zusammenlegen, zwischen den Wärmflaschen warmhalten. Bettschutz, Woll- und Baumwolltuch (dazwischen eventuell noch Heilwolle) auf dem Bett in Brusthöhe ausbreiten.
Der Patient setzt sich davor – und dann ist zügiges Arbeiten wichtig. Das »Quarkpaket« wird mit angenehmer Temperatur auf das Zwischentuch gelegt. Der Patient legt sich darauf zurück, und Sie schlagen erst das Quark-Innentuch dicht um die Brust, dann das Zwischentuch darüber, zuletzt das Außentuch. Vorn eventuell mit Sicherheitsnadeln befestigen. Ein Wickelhemd fixiert den Wickel so gut, daß der Patient mehr Bewegungsfreiheit hat.
Dauer: etwa 3 bis 10 Stunden, bis der Wickel eingetrocknet ist.

Wichtig: Sollte der Wickel vor Ablauf der Zeit als unangenehm empfunden werden, oder friert der Patient darin: sofort abnehmen! Die Haut darf unter dem Wickel nicht auskühlen.

Einfacher: die Brustauflage

Anfängern rate ich, statt des Rundum-Wickels erst einmal diese wesentlich einfachere Variante zu probieren! Die Rundum-Variante können Sie dann bei Bedarf als intensivere Maßnahme einsetzen.

Liegen die Wickeltücher auf dem Bett bereit, ist das Anlegen leichter.

Variante für Wickel-Anfänger

Als Auflage bedeckt das Quarktuch nur die Vorderseite der Brust. Das »Quarkpaket« ist für die Auflage kleiner, da es nur die Vorderseite der Brust bedecken soll. Zwischen- und Außentuch werden allerdings, wie vorher beschrieben, rundum gewickelt.

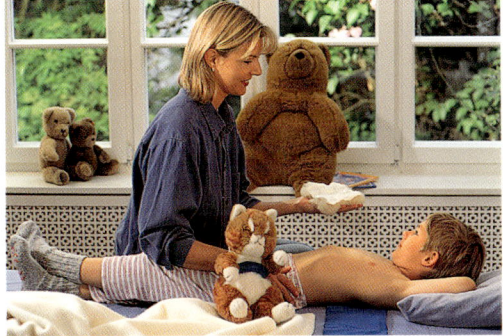

Brustwickel mit Zitrone

Einfacher durchzuführen als der Quarkwickel (Seite 57), aber beinahe so wirkungsvoll, hilft er besonders gut, die Verkrampfung der Bronchien zu lösen.

Für Kinder ab ein bis zwei Jahren und Erwachsene bei:

Anwendungsbereich
- festsitzendem Husten
- Bronchitis und Keuchhusten (nur in Absprache mit dem Arzt!)

Vorsicht: Leicht hautreizend! Bei empfindlicher Haut nach 5 bis 10 Minuten die Reaktion prüfen und den Wickel bei Hautrötung abnehmen.

Das brauchen Sie:
1 unbehandelte Zitrone
Baumwoll-Innentuch (alte Windel oder Geschirrtuch) – muß rund um die Brust reichen
Heilwolle
eventuell Zwischentuch
großes Woll-Außentuch oder Wickelhemd (Seite 55)

Zutaten

▶ $1/2$ Zitrone mit leicht eingeritzter Schale in heißem Wasser (etwa $1/2$ Liter) ausdrücken. Das Einritzen ermöglicht eine hohe Ausbeute an ätherischen Ölen. Das Innentuch mit Zitronenwasser tränken, gut auswringen und so warm wie angenehm auf das im Bett vorbereitete Wickelpaket legen – und wie beim Quarkwickel fortfahren (Seite 58). Gut fixieren. Schnell arbeiten, sonst erkaltet das Innentuch.
Dauer: Etwa $1/2$ Stunde oder länger (bis zu zwei Stunden), je nach Hautverträglichkeit, solange der Wickel warm bleibt.

So wird's gemacht

Alternativen

Der Wickel kann bei empfindlicher Haut auch nur mit warmem Wasser gemacht werden. Ideal als Zusatz sind Thymiantee (Seite 37) oder 1 bis 2 Tropfen ätherisches Thymianöl (in etwas Honig oder Sahne verrührt dem Wasser zugeben).

Wasser pur oder Thymianzusatz

Stärkende Maßnahmen

Brustwickel

Für Kinder ab ein bis zwei Jahren und Erwachsene:

Anwendungsbereich

● stärkt die Atmungsorgane bei erhöhter Anfälligkeit für Erkrankungen in diesem Bereich.

Das brauchen Sie:

Zutaten

Leinen-Innentuch (1,5mal um Brust und Rücken, von Achselhöhle bis Oberbauch)
Baumwoll-Zwischentuch
Woll-Außentuch oder Wickelhemd (Seite 55)

Zusätze zur Wahl:
(Wirkung siehe Seite 34/35)
● 1 Teil Essig auf 2 Teile Wasser
● 1 bis 2 gehäufte Eßlöffel Salz auf 1 Liter Wasser

Wichtig: Der Körper muß gut durchwärmt sein.

So wird's gemacht

▶ Das Leinentuch ins Wasser (16 bis 22 °C) tauchen und ganz fest auswringen.
Rund um die Brust legen und straff mit Zwischen- und Wolltuch (oder Wickelhemd) befestigen, ohne die Atmung zu beeinträchtigen.
Einfacher ist das Anlegen, wenn Sie den Wickelaufbau wie beim Quarkwickel auf dem Bett vorbereiten (Seite 58).
Dauer: etwa 45 bis 90 Minuten, danach abtrocknen und gut zugedeckt etwa 1 Stunde »nachdünsten«, um den Ausscheidungsprozeß zu verlängern.
Sofern vom Arzt nicht anders empfohlen, diesen Brustwickel 3 bis 4 Monate lang einmal wöchentlich durchführen.

Temperatursteigendes Armbad

Armbäder wirken im Bronchialbereich durchblutungsfördernd, schleimlösend und hustenreizstillend und sind, regelmäßig durchgeführt, eine gute vorbeugende Maßnahme.
Kindern macht es mehr Spaß, wenn Sie ein Schiff oder kleine Plastikfische ins Wasser setzen.

Für Kinder ab sechs Monaten und Erwachsene bei:
● Husten und Bronchitis (begleitend)
● Erkältungen, Nebenhöhlenentzündungen
● kreislaufbedingten Kopfschmerzen
● chronisch kalten Händen
● leichtem Bluthochdruck (Arzt befragen!)

Anwendungsbereich

Vorsicht: Bei Herzerkrankungen und Lymphstau Arzt befragen!

Zusätze zur Wahl:

Zutaten Bei Bronchialerkrankungen 1 bis 2 Tropfen ätherisches Thymianöl, bei niedrigem Blutdruck und labilem Kreislauf Rosmarinöl in 1 Teelöffel Sahne auflösen. Oder ein entsprechendes fertiges Badeöl nehmen.

So wird's gemacht ▶ Gefäß oder Waschbecken mit Wasser füllen (33 °C, mit Badethermometer messen), Zusatz hineingeben. Hände und Arme bis Oberarmmitte eintauchen. Langsam heißes Wasser bis zu einer Temperatur von 39 bis 40 °C nachfließen lassen.
Dauer: Am besten abends oder vor der Mittagsruhe – 10 bis 15 Minuten lang, danach 15 Minuten Ruhepause.
Über 4 bis 6 Wochen 2- bis 3mal wöchentlich durchführen.

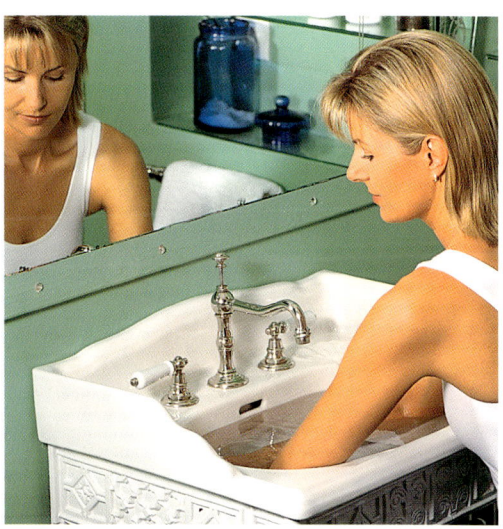

Wechselarmbad

Es belebt den Kreislauf und stärkt die Gefäße, die lernen, besser auf Temperaturreize zu reagieren. – Nicht vor dem Einschlafen durchführen!

Für Kinder ab einem Jahr und Erwachsene bei:

Anwendungsbereich
● Atemwegserkrankungen
● Kreislaufstörungen und niedrigem Blutdruck
● chronisch kalten Händen
● Erschöpfungszuständen

Zusätze wie beim temperaturansteigenden Armbad.

▶ Waschbecken mit Wasser füllen (36 bis 38 °C, Badethermometer!), Zusatz hineingeben. Zweites Gefäß mit kaltem Wasser (maximal 18 °C) bereitstellen. Hände und Arme bis Oberarmmitte erst ins warme, dann ins kalte Wasser tauchen. Beim Eintauchen ins kalte Wasser ausatmen und bis 10 zählen.
Dauer: 5 Minuten warm, dann etwa 10 Sekunden kalt, wieder 5 Minuten warm, abschließend 10 bis 15 Sekunden kalt.
Ideal ist die Mittagszeit, wenn Sie sich noch 15 bis 30 Minuten Ruhe gönnen. Dann spüren Sie intensiv die belebende, durchblutungsfördernde Wirkung!

Armbäder sind besonders einfach durchzuführen und dabei sehr effektiv als Vorbeugung.

Erste Hilfe bei Ohrenschmerzen

Ohrenschmerzen sind oft Begleiterscheinung einer Erkältung, können aber auch durch Zugluft und kaltes Wetter ausgelöst werden.
Hausmittel wie der Zwiebelwickel haben sich zur Schmerzlinderung und Entzündungshemmung bestens bewährt.

Ohrenwickel mit Zwiebel

Zwiebelwickel riechen sehr kräftig, aber sie helfen auch kräftig!

Bitte beachten Sie

● Bei Ohrenschmerzen ist immer eine Abklärung durch den Arzt notwendig, da es eine Mittelohrentzündung sein könnte!
● Beim Schneuzen muß immer ein Nasenloch zugehalten werden (Seite 43). Und sorgen Sie für eine freie Nase (siehe Kasten Seite 64)!
● Nicht bei allen Ohrenschmerzen ist Wärme richtig. Es gibt auch Fälle, in denen ein warmer Wickel ungünstig wirkt. Meiden Sie also übertrieben warme Anwendungen am Ohr, und legen Sie das schmerzende Ohr nicht auf eine sehr warme Wärmflasche.

Für Kinder ab einem Jahr und Erwachsene:
● bei Ohrenschmerzen stark schmerzstillend – ausgezeichnete Soforthilfe, um die Zeit bis zum Arztbesuch zu überbrücken

Das brauchen Sie:
1 bis 2 Zwiebel(n)
dünnen Baumwollstoff oder Verbandmull; sehr praktisch: Mullfingerlinge (Apotheke)
Pflaster oder Faden
Heilwolle
Mütze, Schal oder Stirnband

▶ Zwiebel kleinschneiden und etwa 1 bis 2 cm dick auf das mittlere Drittel des Tuchs oder Verbandmulls oder in den Fingerling geben. Das Tuch zusammenschlagen beziehungsweise den Fingerling mit einem Bindfaden gut verschließen.
Der Wickel soll etwas größer sein als das Ohr und vor allem die Partie hinter dem Ohr mit einbeziehen (siehe Foto).
Bei empfindlicher Haut den Bereich ums Ohr mit etwas Vaseline oder Creme vorbereiten.
Das Zwiebelpäckchen und etwas Heilwolle auf einem umge-

Anwendungsbereich

Zutaten

So wird's gemacht

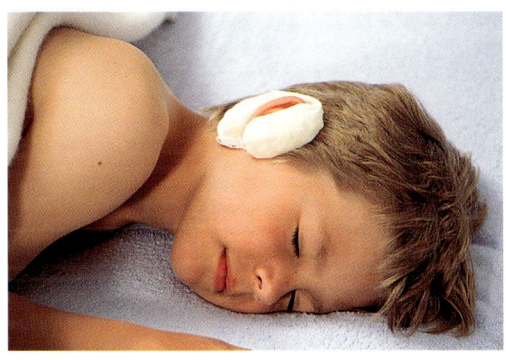

Oder 2 bis 3 Tropfen Johanniskrautöl (Seite 84) auf die Heilwolle geben.
Leicht erwärmen und mit Stirnband oder Mütze befestigen.
Bei empfindlichen Patienten die Heilwolle in Seide oder Verbandmull packen.

Kamillensäckchen

Anwendungsbereich

Für Kinder ab einem Jahr und Erwachsene:
● zur Schmerzlinderung und Behandlung leichter Ohrenschmerzen

Das brauchen Sie:

Zutaten

eine Handvoll getrocknete Kamillenblüten (Apotheke)
Verbandmull oder Mullfingerling (Apotheke)
Heilwolle
Wollschal, Mütze oder Stirnband

So wird's gemacht

▶ Die Kamillenblüten in den Mullfingerling oder Verbandmull geben. Zusammen mit der Heilwolle auf einem umgedrehten Topfdeckel über Wasserdampf erwärmen. Kamillensäckchen und Heilwolle auf das Ohr legen und mit Schal, Mütze oder Stirnband befestigen.
Dauer: 30 bis 60 Minuten; 2- bis 3mal täglich anwenden.
Das Säckchen kann 3- bis 4mal wiederverwendet werden.

Der Wickel soll auch den Bereich hinter dem Ohr bedecken.

drehten Kochtopfdeckel über Wasserdampf leicht erwärmen. Erst das Zwiebelpäckchen, dann die Heilwolle aufs Ohr legen und mit Mütze, Schal oder Stirnband festhalten.
Dauer: Bis zu einer Stunde, bei Bedarf 2- bis 3mal täglich.

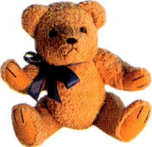

Speziell bei Kindern

Bei kleinen Kindern ist es wichtig, das Zwiebelsäckchen mit Heilwolle gut abzuschließen, um die intensive Schärfe des Zwiebelgeruchs zu dämpfen.

Schnelle Hilfe mit Heilwolle

Zwischen den Zwiebel-Anwendungen oder bei leichten Ohrenschmerzen:

So wird's gemacht

▶ Heilwolle oder Watte mit Zwiebelsaft befeuchten. Oder ein kleines Stück Zwiebel in die Wolle legen und zerdrücken.

Kräuterkissen

Eine milde, wohlriechende Anwendung.
Vorsicht ist nur geboten bei Allergie gegen die vorgeschlagenen Kräuter.

Für jedes Alter, von Geburt an:

Anwendungs-bereich
- bei Ohrenschmerzen,
- bei Zahnschmerzen, Zahnungsprobleme bei Kindern
- als Einschlafhilfe
- bei streßbedingten Kopfschmerzen

Das brauchen Sie:

Zutaten 50 bis 100 g Kräuter, eine Sorte oder gemischt:
zur Beruhigung und zum besseren Einschlafen Melisse, Lavendel, Johanniskraut;
bei Erkältung und Husten Kamille, Ysop, Thymian
Verbandmull
hübschen Seiden- oder Wollstoff
Heilwolle

So wird's gemacht
▶ Aus dem Stoff ein kleines Kissen nähen, je nach Größe des Patienten zwischen 8 x 15 cm für kleine Kinder und 20 x 30 cm für Erwachsene. Eine schmale Seite nicht zunähen.
Die Kräuter in den Verbandmull geben und zwischen etwas Heilwolle legen, so daß das

Ganze etwa 4 bis 5 cm dick wird. Die Füllung in die Kissenhülle stecken und diese mit einigen Stichen zunähen.
Als (zusätzliches) Kopfkissen benutzen.
Das Kräuterkissen kann so lange wiederverwendet werden, wie die Kräuter duften (in der Regel 3 bis 4 Wochen). Danach kann die Füllung einfach ausgetauscht werden.

Auch das hilft

Als begleitende Maßnahmen:
- Zwiebelsocken (Seite 45)
- Inhalieren mit Kamille oder Salz (Seite 43)
- Abschwellende Nasentropfen (Seite 43) sind ein wichtiger Behandlungsschritt, der auch den Ohrenschmerz lindert. Vor allem auf der Seite anwenden, die schmerzt, denn die Nasentropfen sorgen dafür, daß die Mündung der Ohrtrompete im Nasenrachen abschwillt und das gestaute Sekret aus dem Mittelohr wieder in den Rachen abfließen kann.

Zusätzliche Tips:
- Bei Ohrenschmerzen, Zahn- oder Kopfweh nie auf Federkissen liegen, denn dies verstärkt den Schmerz. Bettfedern ziehen erst Energie – sprich Körperwärme – ab, um sich aufzuwärmen. Wolle wärmt viel schneller.
- Bei Ohrenschmerzen den Kopf immer etwas höher legen als gewöhnlich.

Fieber – was tun?

Gib mir die Kraft,
Fieber zu erzeugen,
und ich heile dir jede Krankheit!
Parmenides, griechischer Philosoph (um 540–470 v. Chr.)

Schon seit alten Zeiten ist die Heilwirkung des Fiebers bekannt. In unserer modernen, leistungsorientierten Gesellschaft aber werden Krankheit und Fieber als feindlich erlebt: Deshalb wird Fieber oft voreilig mit Medikamenten bekämpft und somit der natürliche Abwehr- und Heilungsprozeß des Körpers gestört.

Natürlicher Abwehr- und Heilungsprozeß

So ist Fieber stets mit einer Selbstregulation zu vergleichen. Der Körper versucht, das gestörte innere Gleichgewicht wieder ins Lot zu bringen:
● Die Aktivität des Immunsystems wird um ein Vier- bis Sechsfaches gesteigert.
● Die Bildung körpereigener Abwehrstoffe wird durch das Fieber enorm verstärkt.
● Der Selbstheilungsprozeß läuft auf Hochtouren.
● Die Stoffwechselvorgänge werden aktiviert und dadurch belastende Abbaustoffe schneller ausgeschieden.

Das bewirkt Fieber im Körper

Fieber ist wichtig

Bei Fieber erhöht sich – vom Gehirn gesteuert – die Körpertemperatur um ein oder mehr Grad. Fieber ist immer das Zeichen für eine Gesamtveränderung des Organismus: Der Körper setzt sich aktiv mit Krankheitserregern auseinander. Denn die erhöhte Temperatur verhindert sehr wirksam, daß sich Viren im Körper allzu rasch vermehren und ausbreiten.

Speziell bei Kindern

Zur Ausbildung eines intakten Immunsystems ist es für Kinder besonders wichtig, sich mit dem Fieberprozeß auseinandersetzen zu »dürfen«. Der Körper lernt dabei, aktiv Viren und Bakterien zu bekämpfen. Jede einzelne Zelle speichert diese Erfahrung. Wird diese gesunde Reaktion des Körpers aus Angst oder Unwissenheit stets abgeblockt, wird eine wichtige Schutzfunktion des Körpers im

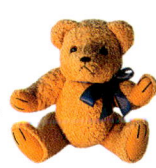

Ausbildung der Abwehrkräfte

Essen und Trinken bei Fieber

Achten Sie auf leichte Kost (Seite 25)!
Viel Flüssigkeit ist wichtig – sinnvoll sind
schweißtreibende Tees wie Holunderblü-
ten- und Lindenblütentee (Seite 36). Ein
ideales Fiebergetränk ist Zitronenwasser,
kalt bis lauwarm je nach Vorliebe.
Die Ausscheidung schädlicher Stoffe kann
durch viel Flüssigkeit und eine geregelte
Verdauung sehr unterstützt werden!

Keim erstickt. Kinder, die nie
richtig fiebern durften, haben
deshalb oft schwächere Abwehrkräfte als andere.
Nicht immer ist eine Krankheit
Anlaß für das Fieber des Kindes.

Fieber kann unterschiedliche Ursachen haben

Manches Kind fiebert vor Aufre-
gung (Lampenfieber) vor einer
Schulaufführung, vor einer
Urlaubsfahrt oder ähnlichem.
So kommt es oft vor, daß ein
Kind aus heiterem Himmel für
einen Tag fiebert und sich am
nächsten Tag wieder bester
Gesundheit erfreut.

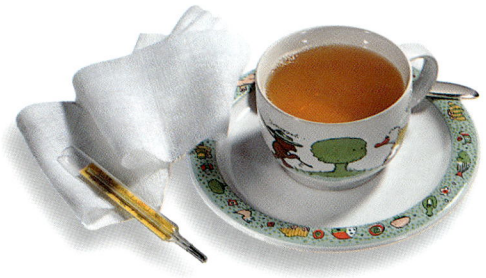

Richtig fiebermessen

Körpertemperatur mißt man
am besten im Po (rektal). Unge-
nau sind die Messungen im
Mund (oral) oder unter der
Achselhöhle (axillar).
Die Temperatur schwankt während des Tages, morgens ist sie
am niedrigsten, abends am
höchsten. Nach einer Mahlzeit
kann sie sich für 1 bis 2 Stunden erhöhen.
Ob das Fieber behandelt werden muß, gibt nicht die gemes-
sene Temperatur vor, sondern
der Zustand des Patienten,
denn jeder Körper verkraftet
Fieber anders.

Fieber beginnt bei 38 °C

Behandeln oder nicht?

Speziell bei Kindern

Säuglinge und Kleinkinder liegen auf dem Rücken, und man
hält mit einer Hand die Beine
gut fest.
Ältere Kinder liegen besser auf
der Seite und ziehen die Beine
etwas zum Bauch an.
Bei Kindern, die über Bauchweh
klagen, mißt man die Differenz
zwischen axillar und rektal.
Beträgt sie über 0,5 °C, kann
eine Entzündung im Bauch-
raum vorliegen. Vorsicht dann
mit warmen Bauchwickeln!
Gehen Sie zum Arzt.

Zum Arzt!

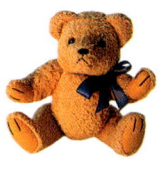

Die drei Fieber-stadien

1. Fieberanstieg

Symptome Der Kopf ist heiß, die Haut kühl. Diese Phase ist mit Frieren oder Frösteln verbunden, die Körperinnentemperatur stimmt nicht mit der Oberflächentemperatur überein. Fieber wird zuerst durch eine warme Stirn äußerlich fühlbar und wandert von »oben nach unten«.
Sind die Waden noch kühl, kann man von einem weiteren Temperaturanstieg ausgehen, da noch nicht der ganze Körper erwärmt ist.

Pflege und Hilfe:

Das ist jetzt Wärmezufuhr, solange der
zu tun Patient friert:
● durch warmen Tee (Holunder-, Lindenblüten, Seite 36) Wärmflasche, warme Kleidung
● intensiver und sehr empfehlenswert ist ein ansteigendes Fußbad (Seite 41)
● Pulswickel (Seite 68)

2. Fieberstau

Symptomo Der Fiebernde glüht, Kopf und Körper sind heiß und trocken. Der Organismus möchte in dieser Phase Wärme abgeben. Der Puls und die Atemfrequenz sind

---

Wann zum Arzt?

● Bei Fieber über 40 °C
● Bei zusätzlichen Zeichen wie starkem Schüttelfrost, Hals- und Ohrenschmerzen, Brechdurchfall, Hautausschlag, starken anhaltenden Kopfschmerzen, Nackensteife oder Fieberkrampf, kalter Haut trotz Fieber
● Wenn das Fieber über drei Tage anhält
● Wenn das Fieber trotz eines richtig durchgeführten Wadenwickels nicht sinkt
● Bei jeglicher Unsicherheit – besonders bei Kindern und Säuglingen

---

erhöht (starke Herz- und Kreislaufbeteiligung), das Allgemeinbefinden ist beeinträchtigt (diffuse Schmerzen an Kopf, Gliedern, Rücken).

Pflege und Hilfe:
● Wenn der Patient schon **Das ist jetzt**
2 oder 3 Tage lang leicht fiebert, **zu tun**
wenn er unter seinem Fieber leidet, sehr unruhig ist, nicht schlafen kann oder wenn die Temperatur über 39,5 °C liegt, muß das Fieber gesenkt werden. Maßnahmen: Wadenwickel (Seite 69), Einlauf (Seite 71), Serienwaschung (Seite 71).
● Die Ausscheidung anregen durch viel Flüssigkeitszufuhr; Bettruhe, leichte Ernährung.

Wichtig: Bei aller Begeisterung für Hausmittel gehört ein fiebersenkendes, schmerzstillendes Medikament (Seite 90) in die Hausapotheke für den Fall, daß Hausmittel einmal nicht das Gewünschte erreichen.

3. Fieberabfall, Fieberlösung

Symptome   Die Haut wird feucht, der Fiebernde beginnt zu schwitzen.

Pflege und Hilfe:

Das ist jetzt zu tun
- Unterstützung beim Schwitzen durch reichliches Trinken
- Serienwaschung (Seite 71)
- notfalls fiebersenkende Maßnahmen (Seite 67)
- Ruhe

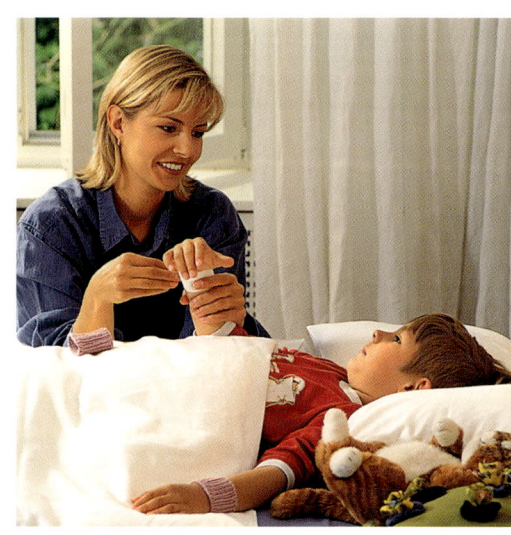

Hausmittel bei Fieber

Pulswickel mit Arnika oder Zitrone

Den Kreislauf stärken   Pulswickel stärken den Kreislauf, was besonders wichtig ist für alle, die im Bett liegen. Aber es ist zusätzlich notwendig, hin und wieder aufzustehen, so schwach Sie oder Ihr Patient sich auch fühlen. Ideal sind die stärkenden Pulswickel für Säuglinge, denn sie sind durch Fieber oft so erschöpft, daß sie keine Kraft mehr zum Trinken haben, was aber lebenswichtig für sie ist.

Für jedes Alter, von Geburt an:
- bei Müdigkeit und Kopfschmerzen im Fieberanstieg
- zur Stärkung des Kreislaufs in allen Fieberphasen
- unabhängig von der Körpertemperatur bei Kreislaufproblemen und bei Kopfschmerzen

Die kreislaufstärkenden Pulswickel werden an Hand- und Fußgelenken angelegt.

Das brauchen Sie:
10 ml Arnikatinktur (Seite 87) oder 1 Zitrone (Seite 35)
4 Innentücher aus Bouretteseide oder 1 alte Windel in 4 Streifen, die jeweils mindestens 1,5mal, besser 3mal um Hand- und Fußgelenke reichen.
etwas breiterer Wollstoff oder Socken; ideal: wollene Pulswärmer (aus der Apotheke – oder Bezugsquelle Seite 96)

Zutaten

So wird's gemacht ▶ Wer friert und kalte Hände hat, nimmt heißes Wasser (35 bis 40 °C); wem schon zu warm ist, nimmt kaltes bis temperiertes Wasser (20 bis 25 °C). Bei Säuglingen besondere Vorsicht mit der Temperatur (Seite 27)! In etwa 100 ml Wasser die Arnikatinktur oder einige Spritzer Zitrone geben.

Die Innentücher darin tränken und gut auswringen; sind sie länger, nur einen Teil befeuchten (1,5mal ums Gelenk), den trockenen Rest weiterwickeln. So warm wie angenehm straff um die Hand- und Fußgelenke legen. Mit Wolltuch, Socken oder Pulswärmern befestigen. Es werden in der Regel Hand- und Fußgelenke gewickelt. Alternativ können Sie aber auch nur Handpulswickel machen. *Dauer:* Die Wickel alle 10 Minuten erneuern. Nach dreimaligem Wechsel wird eine mehrstündige Pause eingelegt.

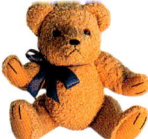

Speziell für Babys

Säuglinge haben häufig kalte Hände. Stricken Sie Ihrem Kind doch kleine Pulswärmer, welche die Hände wärmen und nicht so unangenehm sind wie die Handschuhe, mit denen man oft Säuglinge im Stubenwagen sieht. Solche Pulswärmer sind auch schöne Geschenke!

Wadenwickel

Korrekt angelegte Wadenwickel wirken fiebersenkend, giftableitend, kreislaufstärkend, beruhigend und bringen allgemein Erleichterung der Beschwerden.

Für Kinder ab sechs Monaten und Erwachsene:
● um das Fieber (Seite 67) zu senken – bis zu 1 °C
● gegen Kreislaufprobleme und Begleitsymptome des Fiebers wie Unruhe, Schlaflosigkeit
● als Einschlafhilfe im Alltag (auch ohne Fieber)

Anwendungsbereich

Voraussetzungen:
Der ganze Körper muß warm sein, auch Arme und Beine. Der Wickel wirkt nur in der gewünschten Weise, wenn die Blutzirkulation im gesamten Organismus ungestört ist. Fiebernde haben oft trotz Fieber kalte Füße und Hände. Dann müssen vor allem die Füße und Waden zunächst durch warme Socken, ein Fußbad oder eine Wärmflasche erwärmt werden. Sind nur die Fußsohlen kalt, reicht eine Wärmflasche während des Wadenwickels aus.

Der ganze Köper muß warm sein!

Wichtig: Sind die Waden kalt, dürfen Sie auf keinen Fall einen Wadenwickel machen, bevor sie nicht richtig warm sind!

Das brauchen Sie:

Zutaten 2 Leinen-Innentücher, Länge
1,5mal um jedes Bein, vom
Fußgelenk bis zur Kniekehle
2 Woll- oder Frottee-Außentü-
cher oder Wollkniestrümpfe
eine Schüssel mit kaltem bis
handwarmem Wasser; je kleiner das Kind, desto angepaß-
ter die Temperatur, also höchstens 5 bis 10 °C unter der
Fiebertemperatur!
eventuell Zusätze wie Essig oder
Zitronensaft (Seite 35)
Bettschutz (Frotteehandtuch)

▶ Blase entleeren, Zimmer vorher lüften (Seite 28). Die Innentücher naß machen und nur
leicht (!) auswringen, so daß sie
Waden- gerade nicht mehr tropfen.
wickel (Nur nasse Wickel können dem
sollen den Körper Wärme entziehen, ein
gesamten zu stark ausgewrungenes Tuch
Unter- erzeugt dagegen Wärme.)
schenkel Beide Beine vom Fußgelenk bis
bedecken. über die Wade straff einwickeln,

darüber ein größeres Wolltuch
oder die Wollkniestrümpfe bis
zu den Kniekehlen.
Dauer: 10 bis 20 Minuten, je
höher das Fieber, desto kürzer.
Wichtig: Die Tücher abnehmen, **Zur Fieber-**
bevor sie warm und trocken **senkung**
werden! 3malige Durchführung
ist in der Regel notwendig.
Je höher das Fieber, desto kürzer auch die Pause zwischen
den einzelnen Durchgängen, in
der Regel etwa 20 Minuten.
Gesamtdauer bei drei Durchgängen: 1 bis 2 Stunden.
Als Einschlafhilfe: Ein Durch- **Als Ein-**
gang von 45 bis 90 Minuten **schlafhilfe**
oder die ganze Nacht.

▶ Die verwendeten Innen-
tücher nach jedem Wickelgang
sehr gut auswaschen, denn in
ihnen befinden sich viele Stoff- **Nach jedem**
wechselabbauprodukte. Oder **Wickelgang**
jeweils frische Tücher nehmen.
Fiebermessen vor dem Wickel
und $1/2$ Stunde nach dem letzten Wickelgang. Das Fieber
nicht um mehr als 1 °C senken,
sonst werden Herz und Kreislauf zu sehr belastet.

Wichtig: Sinkt das Fieber
$1/2$ Stunde nach korrekt durch- **Wenn das**
geführten Wickeln nicht, muß **Fieber nicht**
der Arzt die Ursache abklären. **sinkt**
Bis dahin Einlauf (Seite 71)
machen, kaltes Tuch in die Lei-
ste oder Fieberzäpfchen geben.

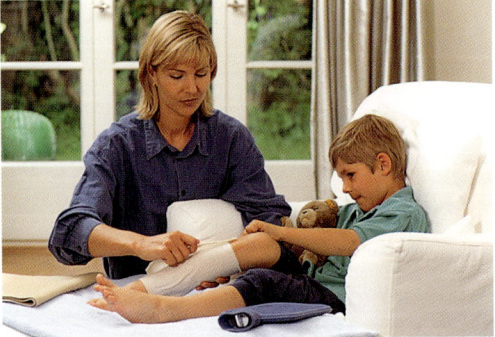

Serienwaschung nach Sebastian Kneipp

Besonders schonend Die sehr angenehme Serienwaschung ist das schonendste Hausmittel bei Fieber.

Schon für Neugeborene geeignet (siehe aber Hinweis!):

Anwendungsbereich
- senkt das Fieber sanft
- stärkt Herz und Kreislauf
- bewirkt einen schnellen Abtransport der Giftstoffe über die Haut (durch Schwitzen)

Das brauchen Sie:

Zutaten Eimer mit $1/2$ Liter kaltem Wasser
Waschlappen, Handtücher
eventuell 1 bis 2 Eßlöffel Salz oder 2 Eßlöffel Essig

So wird's gemacht ▶ Am besten gleich im Bett den Patienten mit dem nassen Waschlappen *zügig* abreiben (genauer beschrieben auf Seite 77). Die Haut soll nicht naß, sondern nur befeuchtet werden! Die Reihenfolge: erst rechte Hand und rechter Arm, dann links; Hals, Bauch, Seiten, Rükken (kreisend waschen); Füße, Beine, Gesäß (wie Arme). *Dauer:* Höchstens 2 Minuten. Entscheidend: Ohne abzutrocknen sofort den Schlafanzug anziehen; eventuell Wärmflasche mit ins Bett legen. Schweißtreibenden Tee trinken (Seite 72).

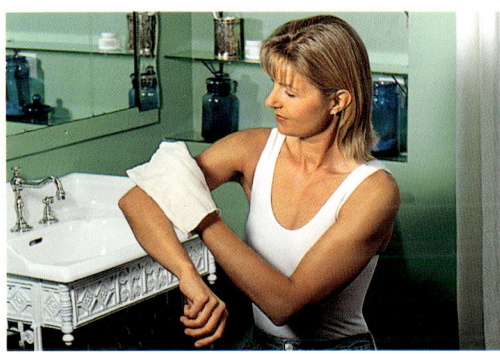

Die Waschungen halbstündlich wiederholen, bis sich der Zustand des Patienten bessert oder solange es ihm guttut.

Zügig waschen, aber ohne Hektik.

Speziell bei Kindern

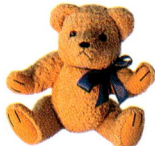

- Je kleiner der Patient, desto gemäßigter die Wassertemperatur – bis körperwarm (Seite 27).
- Bei Kleinkindern und Säuglingen reichen Waschungen an den Unterarmen aus.

Der Einlauf

Der Einlauf ist ein uraltes Heilmittel. Er kann Fieber um etwa 1 °C senken.

Während eines Infektes leitet der Körper Abbauprodukte und Giftstoffe in den Darm ab. Der Einlauf hilft dem Körper, sich schneller von diesen belastenden Produkten zu befreien. Da der Körper ständig neue Stoffe in den Darmkanal abschiebt,

Ein uraltes Heilmittel

Fieber – was tun?

befinden sich oft nach 2 bis 3 Stunden wieder Krankheitsstoffe darin. Die Erfahrung zeigt: Je gründlicher am ersten Tag gearbeitet wird, desto besser.

Anwendungsbereich

Für jedes Alter, von Geburt an:
- bei hohem Fieber, Übelkeit und Erbrechen
- bei Kopfschmerzen, Migräne
- auch zur Flüssigkeitszufuhr bei Durchfall und Fieber

Vorsicht: Bei Verdacht auf Bauchentzündung, Darmgeschwür oder Blinddarmentzündung den Arzt befragen!

Zutaten

Das brauchen Sie: Gummiklistier für Säuglinge und Kleinkinder, Irrigator ab 6 Jahren (Apotheke), sehr praktisch: ein »Reiseirrigator« 70 bis 100 ml Wasser für Säuglinge (gut lauwarm), Kleinkinder bis 250 ml Wasser, ältere Kinder bis 500 ml Wasser, Erwachsene bis 1 Liter Die Wassertemperatur sollte bei Fieber etwas niedriger sein als die Körpertemperatur (36 bis 37 °C), bei Frieren oder Magen-Darm-Krämpfen wärmer (etwa 39 °C; nehmen Sie dünnen Kamillentee statt Wasser).

▶ Klistier oder Irrigator mit Wasser oder Kamillentee füllen, das Ansatzrohr gut eincremen.

> ## Fiebertees
>
> - Schweißtreibend wirken Lindenblüten- und Holunderblüten-Tee (Seite 36). Sie können auch 1:1 gemischt werden.
> - Eine sehr bewährte fiebersenkende Mischung (aus der Apotheke):
> 20 g Salbei
> 30 g Holunderblüten
> 30 g Lindenblüten
> 20 g Weidenrinde
> Für Kinder die Weidenrinde weglassen wegen des bitteren Geschmacks.

So wird's gemacht

Den Irrigatortopf so aufhängen, daß der Schlauch Gefälle hat. Der Patient liegt auf der linken Seite oder kniet im Vierfüßlerstand. Das Ansatzrohr vorsichtig in den After einführen und das Wasser langsam einlaufen lassen. Wichtig ist es, sich dabei nicht zu verkrampfen – am besten gut in den Bauch atmen. *Dauer:* Mit etwas Ruhe ist das Ganze in wenigen Minuten beendet, der Darm entleert sich nach etwa 10 Minuten von Wasser und Kot. Gönnen Sie sich danach 15 bis 30 Minuten Ruhe, eventuell mit einer Wärmflasche auf dem Bauch. Zum Fiebersenken reicht meist 1 Einlauf.

Oft reicht ein Durchgang

In welchen Fällen weitere Durchgänge notwendig sind, besprechen Sie bitte mit Ihrem Arzt oder Kinderarzt.

Wohltat für Leib und Seele

Beruhigende Bauchwickel

Sie bringen Entspannung, tiefe innere Wärme und beruhigen Körper und Seele. Denn ein Bauchwickel wirkt nicht nur auf die Bauchorgane. Der Bauch hat auch die Bedeutung »Mitte des Menschen« und gilt als Ort der Gefühle – auch der unterdrückten Gefühle.

Entspannung und Wärme

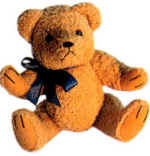

Speziell bei Kindern

Welche Mama kennt es nicht, das abendliche »Ich kann nicht schlafen« oder »Ich habe sooo Bauchweh«. Wenn dies häufiger der Fall ist, sollte es auf jeden Fall ärztlich abgeklärt werden! Ansonsten bieten die Bauchwickel eine wunderbare Möglichkeit, Ihrem Kind liebevolle Hilfe anzubieten. Sie wirken entspannend und entkrampfend auf den Organismus und helfen auch da, wo das kindliche Bauchweh ein Zeichen von Anspannung, Unwohlsein oder Angst vor bestimmten Situationen ist. Nebenbei sind

Auch bei seelischem »Bauchweh«

sie eine einfache Lösung für das allabendliche »Zu-Bett-Geh-Drama«. Nehmen Sie sich beim Wickel-Anlegen Zeit für Ihr Kind, setzen Sie sich ans Bett, reden Sie über die Geschehnisse des Tages, und finden Sie mit ihm so einen ganz entspannten Tagesausklang.

Bauchwickel mit Kamille

Für jedes Alter, von Geburt an:
- als Einschlafhilfe und bei Schlafstörungen
- zur Beruhigung, bei Nervosität und Streß
- bei Blähungen und Magen-Darm-Krämpfen; bei Dreimonatskrämpfen von Babys
- bei träger Verdauung
- bei kalten Füßen
- zur Stoffwechselanregung
- bei Menstruationsbeschwerden
- begleitend beim Heilfasten

Anwendungsbereich

Vorsicht: Bei fiebrigen Bauchschmerzen oder Beschwerden mit unklarer Ursache keine warmen Bauchwickel machen! Gehen Sie zum Arzt.

Zum Arzt!

Zutaten

Das brauchen Sie:
Kamillentee
Leinen-Innentuch, Größe je
    nach Variante (siehe unten)
eventuell Heilwolle
Außentuch (aus Wolle oder
    Frottee) – muß rund um den
    Leib reichen und das Innen-
    tuch 2 bis 3 cm überragen

Es gibt zwei Varianten:

Der Teil-
wickel

● Teilwickel (Kompresse) – einfacher als ein ganzer Wickel:
Das Innentuch wird, 1- bis
2mal längs gefaltet, nur auf den
Bauch gelegt. Das Außentuch
wird rundum gewickelt.
Die Wirkung der Kompresse ist
etwas milder, dennoch leistet
sie beste Dienste. Probieren Sie
zuerst diese Variante aus, vor
allem bei Kindern.

Zirkulärer
Bauch-
wickel

● Zirkulärer Bauchwickel: Hier
ist das Innentuch so lang, daß
es 1,5mal um den Leib reicht,
einfach oder doppelt gelegt.

So wird's
gemacht

▶ 2 Teelöffel Kamille auf
$1/2$ Liter Wasser geben und 5 bis
10 Minuten ziehen lassen.
Das Außentuch in Bauchhöhe
auf das Bett legen.
Das Innentuch bei zirkulären
Wickeln von beiden Seiten auf-
rollen, weil es sich so leichter
auswringen läßt; das gerollte
Tuch oder die Kompresse mit
dem Tee übergießen und ganz
fest (!) auswringen.

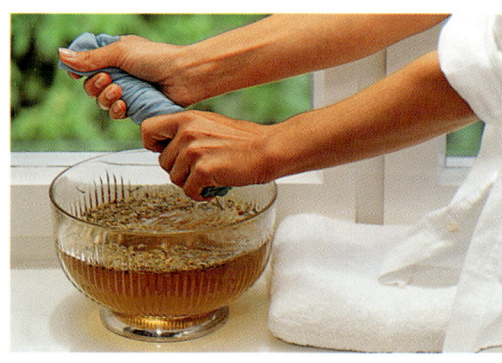

Warme Wickel sollten gerade so
warm sein, daß das Innentuch
mit bloßer Hand ausgewrungen
werden kann. Seien Sie vorsichtig mit der Wärme, vor allem
bei kleinen Kindern! Prüfen Sie
die Temperatur erst eine Minute
an Ihrem Unterarm, dann an
mehreren Stellen des Bauches.
Nun schnell arbeiten, um keine
Wärme zu verlieren.
Das Innentuch auf das Außentuch legen, der Patient legt sich
darauf, dann das Innentuch
glatt anlegen. (Beim Teilwickel

Das gerollte
Innentuch
wird im Tee
getränkt
und fest aus-
gewrungen.

Der Patient
legt sich auf
die vorberei-
teten Tücher.

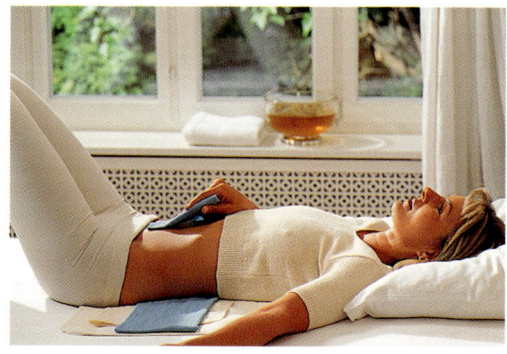

wird das feuchte Innentuch auf den Bauch gelegt.)
Heilwolle darauf geben und mit dem Wolltuch gut abschließen!
Dauer: 15 bis höchstens 30 Minuten, solange der Wickel warm ist. 15 Minuten nachruhen.

Variante: mit Schafgarbe

Für Kinder ab drei Monaten und Erwachsene:
● leberanregend, entgiftend, krampflösend
Das »Frauen-heilkraut« ● bei Menstruationsbeschwerden und zur Stärkung der Unterleibsorgane

▶ Durchführung wie Kamillenteilwickel (Seite 74).

Bauchwickel mit Kümmel

Für jedes Alter, von Geburt an:
Anwen- ● bei Blähungen
dungs- ● bei Säuglingen während der
bereich Nahrungsumstellung

Etwa 1 Stunde nach einer Mahlzeit durchführen.

Das brauchen Sie:
Zutaten 1 bis 2 Eßlöffel Kümmelöl
 (Oleum carvi) 10%ig in Olivenöl verdünnt (Apotheke)
 Innentuch (Seide oder alte Mullwindel) in Bauchgröße

Heilwolle
Woll-Außentuch, das rund um den Bauch paßt

▶ Das Innentuch in heißem Wasser tränken und ganz fest auswringen. Die Heilwolle anwärmen. Das Kümmelöl mit warmen Händen sanft im Uhrzeigersinn auf den Bauch reiben. Den Bauch an mehreren Stellen mit dem Innentuch betupfen, um die Temperatur zu prüfen, und es dann so warm wie angenehm anlegen. Heilwolle auflegen, das Wolltuch rund um den Leib wickeln, gut befestigen. Babys sollten keine Plastikwindel darüber tragen. *Dauer:* Solange das Tuch warm ist – 15 bis 30 Minuten.

So wird's gemacht

Beruhigende Tees

Entspannend, entkrampfend:
● Melisse und Johanniskraut (Wirkung und Zubereitung siehe Seite 36/37)
● Bewährte Mischung:
20 g Melisse
50 g Johanniskraut
30 g Lavendel
1 Teelöffel auf 1 Tasse kochendes Wasser, 5 Minuten ziehen lassen, 1 bis 2 Tassen abends trinken (Kinder nur 1 Tasse)

Lindernd bei Magen-Darm-Beschwerden:
● Anis, Fenchel, Kamille, Kümmel, Pfefferminze (Seite 36/37)

Wohltuende Waschungen

Waschungen sind so einfach auszuführen, daß ihre Wirksamkeit manchmal schlicht unterschätzt wird.

Einfach, sanft und sehr bewährt zur Abhärtung Sie gehören zu den milderen Maßnahmen der Wassertherapie, die jedoch, regelmäßig angewendet, ihre Wirkung auf das vegetative Nervensystem und den Kreislauf nicht verfehlen: eine der bewährtesten Formen der Abhärtung! Ziel ist die Wiedererwärmung (im Bett oder aktiv durch Bewegung) und die Umstellung des vegetativen Nervensystems (Seite 16). Regelmäßig wiederholt, führen Waschungen zu Regeneration und Aufbau von Kraftreserven. Sinnvoll ist es, sie etwa 4 bis 6 Wochen lang täglich durchzuführen.

Bei Kindern ab einem Jahr und Erwachsenen wirken regelmäßig durchgeführte Waschungen
Anwendungsbereich
- morgens als Oberkörper- oder Ganzkörperwaschung kreislaufanregend
- abends in Form einer Unterkörperwaschung als vorzügliche Einschlafhilfe
- bei bettlägerigen Patienten kreislaufstärkend, ohne den Körper zu belasten
- harmonisierend auf das vegetative Nervensystem
- abhärtend, stärken also die Abwehrkraft gegen Infekte
- als besonders schonende fiebersenkende Maßnahme (siehe Serienwaschung, Seite 71)
- den Wärmehaushalt stabilisierend – hilfreich bei rheumatischen Erkrankungen
- den Hautstoffwechsel anregend

Das brauchen Sie:
Zutaten
Waschlappen aus Leinen
Schüssel mit temperiertem bis kaltem Wasser (25 bis 15 °C); bei kleinen Kindern temperiert beginnen und dann Schritt für Schritt kälteres Wasser nehmen (Seite 52).

Wichtig: **Vor und nach der Waschung muß der Körper warm sein** Für die Waschungen muß der Körper gut warm sein! Morgens führen Sie sie am besten etwa $1/2$ Stunde, bevor Sie endgültig aufstehen müssen, aus. Abends ist es oft sinnvoll, sich vorher eine Weile im Bett aufzuwärmen.
Die gewaschenen Körperteile nicht lange unbekleidet lassen; am besten sofort wieder ins warme Bett – oder Bewegung! Morgens ist es ein herrliches Gefühl, nach der Waschung oder kalten Dusche nochmal für 10 Minuten ins Bett zu gehen zur leichten Erwärmung.

Ganzkörperwaschung

So wird's gemacht ▶ Am besten morgens im Bad stehend durchführen: Das Tuch so anfeuchten, daß es nicht tropft und auf der Haut ein Wasserfilm entsteht.

Waschen Sie Arme und Beine mit zügigen Streichungen, den Rumpf mit kreisenden Bewegungen.

Rechter und linker Arm Beginnen Sie mit dem rechten Arm: Vom Handrücken außen über den Ellenbogen bis zur Schulter waschen, innen am Arm zurück und wieder hoch bis zur Achselhöhle. Den linken Arm ebenso abwaschen.

Hals, Brust, Bauch und Rücken Dann Hals, Brust, Bauch und Rücken kreisend abreiben.

Rechtes und linkes Bein Nun das rechte Bein waschen, beginnend am Fußrücken, erst außen bis zur Hüfte, dann innen zurück zur Ferse und hinten wieder hoch bis einschließlich Gesäß. Am linken Bein genauso verfahren.

Fußsohlen Zuletzt die rechte und linke Fußsohle waschen.

Nicht abtrocknen (Verdunstungskälte verstärkt den Reiz)! Ins warme Bett – oder Bewegung.

Unterkörperwaschung

Zusätze zur Wahl:

Als Einschlafhilfe ● 1 Tropfen ätherisches Lavendelöl ins Wasser geben; es wirkt unter anderem beruhigend,

Den Kreislauf anregen

Für alle, die morgens nicht so recht in Schwung kommen, hier einiges Anregende zur Wahl:

● Ganzkörperwaschung (siehe links).

● Oberkörperwaschung mit Rosmarin: 1 Tropfen ätherisches Rosmarinöl auf $1/4$ bis $1/2$ Liter Wasser oder 1 Teelöffel Rosmarin-Bademilch auf 1 Liter Wasser (34 °C). Nur Arme und Oberkörper waschen – Durchführung siehe linke Spalte.

● Wechselduschen: Erst etwa 3 Minuten warm, dann kalt abduschen – erst die Beine (so, wie bei der Waschung links beschrieben), dann die Arme, zuletzt möglichst auch Brust, Bauch und Rücken.

● Wechselfußbad (Seite 42), Wechselarmbad (Seite 61) – sie helfen auch sehr gut gegen kalte Hände.

● Die Tasse Kaffee der Naturheilkundler: Die (warmen!) Arme etwa 30 Sekunden lang in ein 12 bis 18 °C kaltes Armbad senken. Dann das Wasser abstreifen und die Arme bewegen, bis sie wieder warm sind. Oder einfach kaltes Wasser über die warmen Hände laufen lassen.

schlaffördernd und abwehrsteigernd

Bei Krampfadern ● Ein Schuß Obstessig im Wasser unterstützt die gefäßstärkende Wirkung (bei Krampfadern)

▶ Waschen Sie abends im Bett nur die Beine und Fußsohlen, wie bei der Ganzkörperwaschung beschrieben.

Heilsames für die Haut

Lindernde Kompressen

Bei vielen Beschwerden der Haut wirken Kompressen ausgesprochen wohltuend. Verschiedene Zusätze fördern die heilsame Wirkung.

Kompresse mit Calendula (Ringelblume)

In vielen Gärten finden wir die leuchtendgelben und orangen Blüten der Ringelblumen. Seit dem Mittelalter ist die Ringelblume »Haut-Hausmittel Nr. 1«. Sie wirkt desinfizierend, fördert das Wachstum des Gewebes bei Wunden und ist besonders hautverträglich.

Mit dem »Haut-Hausmittel Nr. 1«

Bitte beachten Sie

Chronische Hautprobleme erfordern eine komplexe Behandlungsweise – Kompressen können nur begleitend Symptome lindern; sie ersetzen keineswegs die notwendige umfassende Behandlung! Gehen Sie also bitte immer mit Ihren Beschwerden zum Arzt!

Für jedes Alter, von Geburt an:
- bei schlecht heilenden Wunden
- zum Reinigen von Schürfwunden
- verbessert die Narbenbildung
- bei Entzündungen der Haut
- bei Mund- und Schleimhautentzündungen und zur Blutstillung bei Zahnfleischbluten kann die Calendula-Essenz als Spülung verwendet werden

Anwendungsbereich

Das brauchen Sie:
Calendula-Essenz (Apotheke)
Leinen-Innentuch oder ES-Kompresse, auf offene Wunden sterile ES-Kompresse (aus der Apotheke) – so groß wie der betroffene Bereich
Zwischentuch (Stofftaschentuch, Geschirrtuch)
Binde (bei kleinen Wunden Pflaster) zum Befestigen

Zutaten

▶ 1 bis 2 Eßlöffel Calendula-Essenz auf $1/4$ Liter abgekochtes, lauwarmes Wasser geben. Verbandmull mit der verdünnten Essenz tränken, leicht auswringen, auf die Wunde legen, darauf das Zwischentuch, und mit Binde oder Pflaster fixieren.

So wird's gemacht

Dauer: Solange das Tuch naß ist; bei der ersten Anwendung kann die Kompresse 1- bis 2mal nachgetränkt werden. Bei Bedarf 2- bis 3mal täglich durchführen.

Kühlende Quarkkompresse

Eine sehr vielseitige Anwendung – nicht nur bei Hautproblemen bewährt.

Für Kinder ab einem Jahr und Erwachsene bei:

Anwendungsbereich

- Sonnenbrand (gegen die Hitze und den Schmerz)
- Insektenstichen
- Akne (als Gesichtsmaske: den Quark dafür mit etwas dünnem Schwarztee anrühren)
- oberflächlichen Venenentzündungen (Seite 88)
- Krampfadern (Seite 88)
- Brustdrüsenentzündung bei einer Stillenden (sterilen Kompressenstoff nehmen)
- Prellungen, Sportverletzungen, dickes Knie
- Tennisellenbogen, Sehnenscheidenentzündung ($1/2$ bis 1 Eßlöffel Heilerde zum Quark geben)
- Kopfschmerzen (Kompresse auf Stirn oder Nacken)

Vorsicht bei Sonnenbrand

Wichtig: Bei Sonnenbrand mit Verbrennungen 2. und 3. Grades (Blasenbildung, offene

Tips für die Wundbehandlung

- Wie alte Erfahrungen zeigen, ist es von Vorteil, Wunden erst einmal 1 bis 2 Tage lang mit Kompressen feucht zu behandeln. Die Wunde wird besser gereinigt und die Bildung der ersten feinen Gewebeschicht wesentlich verbessert.
- Sobald diese feine Haut vorhanden ist, kann wunderbar mit Ringelblumensalbe weiterbehandelt werden (auf gute Qualität achten). Wichtig: nicht auf die offene Wunde auftragen! Anwendung: bei Wunden aller Art, bei wundem Kinderpo und bei Krampfadern, die mit sehr trockener Haut einhergehen.
- Zur Nachbehandlung von Narben empfiehlt sich eine 1- bis 2tägige Anwendung der Ringelblumenkompresse und eine Weiterbehandlung mit Johanniskrautöl (Seite 84). Es lohnt sich – probieren Sie es aus. Auch später die Narbe hin und wieder mit Johanniskrautöl massieren.

Haut) nur mit Wasser kühlen und sofort zum Arzt!

Das brauchen Sie:

Zutaten

Quark (Menge je nach Größe des Wickels)
eventuell ein weiterer Zusatz (siehe Anwendungsbereich)
Verbandmull oder ES-Kompresse (einlagig so groß wie der zu behandelnde Bereich)
Zwischentuch (Papierküchentuch oder altes Geschirrtuch)
Verband zum Befestigen

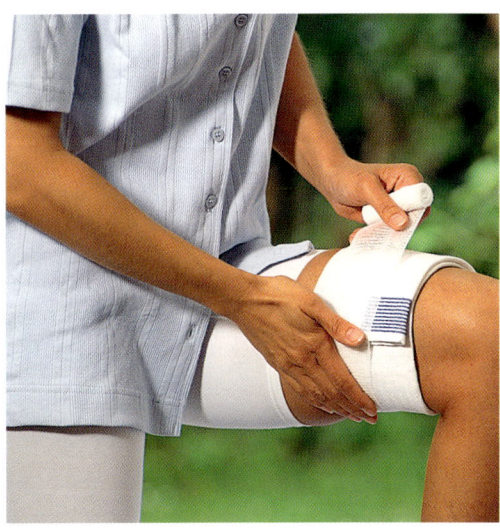

Die Quark-kompresse wird mit einem Verband fixiert.

Stiefmütterchen-kompresse

Von Geburt an für jedes Alter als begleitende Maßnahme bei:
- Milchschorf, Säuglingsekzem
- Schuppenflechte (therapie-begleitend)
- Juckreiz
- Hautekzemen
- Akne

Anwen-dungs-bereich

Das brauchen Sie:
Stiefmütterchenkraut (Seite 37)
Innentuch (Baumwolle oder Leinen), doppelt gelegt so groß wie der betroffene Bereich
Seidentuch oder Mullbinde

Zutaten

▶ Der kalte Quark wird in das mittlere Drittel der Kompresse gestrichen (1 bis 2 cm dick), das Tuch wird wie beim Halswickel (Seite 51) verschlossen und auf die Haut gelegt, Zwischentuch darüber und mit dem Verband fixieren. Bei Sonnenbrand legen Sie nur die Quarkkompresse auf und lassen weitere Tücher weg.
Dauer: Solange der Wickel feucht ist – der Quark sollte nicht stark eintrocknen. Bei akuten Entzündungen und sehr heißer Haut etwa 30 bis 60 Minuten lang. Im Bedarfsfall 2- bis 3mal wiederholen.
Wer sehr trockene Haut hat, muß den behandelten Bereich nach jedem Wickel mit einer Fettcreme oder Johanniskrautöl (Seite 84) einreiben.

▶ 1 bis 2 Teelöffel Stiefmütter-chenkraut mit einer Tasse Wasser überbrühen, 5 bis 10 Minuten ziehen lassen, abseihen und abkühlen lassen.
Das einmal gefaltete Innentuch im Tee tränken, leicht ausdrükken und auf die Haut legen.
Mit einer Mullbinde befestigen; oder Seidentuch auflegen und enge Kleidung überziehen.
Dauer: Die Kompresse 1 Stunde lang feucht halten (alle 10 bis 20 Minuten wieder befeuchten). Zeigt die Kompresse eine gute Wirkung, kann sie 2mal täglich angewendet werden. Sinnvoll ist es, gleichzeitig Stiefmütter-chentee zu trinken (Seite 37).

So wird's gemacht

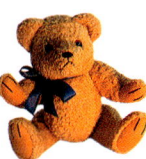

Speziell für Babys

Zum Aufweichen der Schuppen bei Milchschorf: 1 Tasse Stiefmütterchentee (Seite 80). Falls das nicht ausreicht: Olivenöl.

Milchschorf aufweichen ▶ Tee oder Öl auf ein Stoff- oder Wattepad geben und die betroffenen Stellen einweichen oder abtupfen. Anschließend den Kopf mit einem milden Shampoo waschen.

Kleine Hautkur

Stiefmütterchenbad

Für Kinder ab sechs Monaten und Erwachsene als kurmäßige, begleitende Maßnahme:

Anwendungs- bereich
● bei Ekzemen, nässenden Ekzemen, Neurodermitis
● lindernd bei gereizter Haut und Juckreiz

Das brauchen Sie:

Zutaten Stiefmütterchenkraut –
für Kinder 1 bis 2 Eßlöffel auf 1 Liter Wasser,
für Erwachsene 3 bis 6 Eßlöffel Kraut auf 3 Liter Wasser

So wird's gemacht ▶ Das Stiefmütterchenkraut im Wasser einmal aufkochen und 15 Minuten zugedeckt ziehen lassen. Abseihen und dem Badewasser (37 °C) zugeben.

Badedauer: 6 bis 8 Minuten. Kurmäßig 2- bis 3mal pro Woche, 4 bis 6 Wochen lang. Bei Verschlimmerung absetzen!

Alternativ: Waschungen

Abendliche Waschungen (Seite 76) mit Stiefmütterchentee. Gegen Juckreiz hilft auch Essigwasser (Seite 34).
Einfacher: Waschungen

Auch das hilft

● Waschungen (Seite 76) mit Salz vom Toten Meer fördern die Entgiftung über die Haut.
● Wechselduschen (Seite 77) fördern die Durchblutung und damit die Hauterneuerung.
Weitere Amwendungen

Tees, die der Haut guttun

Sie unterstützen die Therapie von Hautproblemen, besonders bei Milchschorf und juckenden, nässenden Ekzemen: Stiefmütterchentee wirkt juckreizlindernd und hautberuhigend; Brennesseltee wirkt einer Übersäuerung entgegen, die bei vielen Hautproblemen eine große Rolle spielt

▶ 1 Teelöffel Kraut mit $^1/_4$ Liter Wasser überbrühen, 5 bis 10 Minuten zugedeckt ziehen lassen (Brennesseltee höchstens 5 Minuten), abseihen. Trinken Sie die Tees abwechselnd kurmäßig über 3 Monate, morgens und abends 1 Tasse, Säuglinge 4- bis 5mal täglich 2 bis 3 Teelöffel.

Aktiv gegen den Schmerz

Erste Hilfe für Kopf und Rücken

Sehr unterschiedliche Ursachen

Die Ursachen für Kopf-, Nacken- oder Rückenschmerzen können sehr unterschiedlich sein: Ungünstige Körperhaltung, Streß, Wetterumschwünge, Alkohol, sogar falsche Ernährung oder auch seelische Belastung sind typische Gründe. Chronische Schmerzen erfordern eine komplexe Behandlung, die ein Wickel natürlich nicht ersetzen kann. Aber als Akuthilfe und zur Schmerzlinderung gibt es einige bewährte Anwendungen.

Warme oder kalte Wickel?

Ob für Sie speziell die entspannende Wärme oder eher ein kalter, belebender Wickel Linderung bringt, können nur Sie selbst entscheiden, indem Sie in Ihren Körper hineinhorchen.

Schnelle Hilfe

Bei Kopfschmerzen

Geben Sie 1 bis 2 Tropfen ätherisches Pfefferminzöl auf ein feuchtes Stofftaschentuch, und reiben Sie damit Nacken und Schläfen ein. Vorsicht: nicht in die Augen bringen!

Bei Kopfschmerz hilft zusätzlich

- ein ansteigendes Fußbad (Seite 41) oder ansteigendes Armbad (Seite 61)
- ein Einlauf zum Entlasten (Seite 71)
- Entspannungsübungen (Autogenes Training, Qi Gong, Tai Chi; Buchtips Seite 96)

Warme Kompresse

Für Kinder ab sechs Jahren und Erwachsene bei:
- Kopfschmerzen infolge von Nackenverspanungen
- Schulter- und Nackenverspannungen
- Rückenschmerzen

Anwendungsbereich

Das brauchen Sie:

Innentuch aus Leinen oder Baumwolle (so groß wie der schmerzende Bereich)
Zwischentuch aus Baumwolle oder besser Heilwolle
Wollschal als Außentuch
Als Zusatz 1 bis 2 Tropfen ätherisches Öl (etwa Lavendel) oder 1 Eßlöffel Essig (Seite 34)

Zutaten

▶ Den Zusatz in $^1/_2$ Liter heißes Wasser geben, das Innentuch darin tränken und gut aus-

So wird's gemacht

wringen. Angenehm warm auf den Nacken oder Rücken legen. Zwischentuch und Wollschal um Hals oder Leib wickeln.
Dauer: So lang, wie der Wickel angenehm warm ist. Eventuell Wärmflasche unterlegen.

Alternativen

● Heiße Dusche: Den Wasserstrahl mit einem verstellbaren Duschkopf bündeln. Nacken und Halswirbelsäule kreisförmig begießen. Anschließend 15 bis 30 Minuten nachruhen.
● Oder einen Waschlappen mit heißem Wasser tränken und auf den Nacken legen. Mit einem Schal befestigen.
Dauer: Solange es warm und angenehm ist. Nachruhen!

Kalte Kompresse

Wenn Ihnen Kühlung angenehmer ist

Anwendungsbereich wie bei der warmen Kompresse.

Das brauchen Sie:
Waschlappen
kaltes Wasser mit Eiswürfeln
als Zusatz 1 Eßlöffel Essig oder
    1 bis 2 Tropfen ätherisches Öl
    (zum Beispiel Pfefferminzöl)
Schal aus Wolle oder Seide

▶ Den Waschlappen im kalten Wasser tränken, mit dem Schal fixieren. Legen Sie sich hin.

Dauer: Solange wie angenehm, eventuell nochmal befeuchten.

Kartoffelauflage

Ein sehr angenehmer und wirkungsvoller Wickel! Lassen Sie sich am besten bei der Durchführung helfen, denn Sie müssen schnell arbeiten, damit der Wickel nicht abkühlt.

Äußerst wohltuende Wärme

Für Kinder ab sechs Jahren und Erwachsene bei:
● Nackenverspannungen
● Kopfschmerzen
● Rückenschmerzen
● Als Brustwickel bei Husten für Erwachsene ein altbewährtes, haufig praktiziertes Hausmittel.

Anwendungsbereich

Das brauchen Sie:
4 bis 6 Kartoffeln (alternativ
    Leinsamenbrei, Seite 47)
Dünnes Baumwoll-Innentuch
Zwischentuch – am besten
    Papierküchentuch
Wolltuch oder Handtuch, das
    rund um den Körper reicht

Zutaten

▶ Kartoffeln kochen (biologische mit der Schale), auf die Mitte des Innentuchs legen und von allen vier Seiten her die Ränder darüberlegen, so daß die Auflage so groß ist wie der schmerzende Bereich. Mit einem Pflaster zukleben. Die Kartoffeln im Tuch zerdrücken.

So wird's gemacht

Die Temperatur vor dem Anlegen testen – die Auflage darf nicht zu heiß sein. Mit dem Woll- oder Handtuch fixieren. *Dauer:* Solange die Auflage warm ist. Nachruhe ist wichtig.

Johanniskrautöl-kompresse

Ein wunderbares Heilöl

Johanniskrautöl, das wegen seiner Farbe auch Rotöl heißt, ist ein Auszug (Mazerat) von Johanniskrautblüten in Olivenöl – ein wunderbares Heilöl, das sowohl bei Hautbeschwerden als auch bei Schmerzen hochwirksam ist.

Anwendungsbereich

Für jedes Alter bei:
● Muskelverspannungen
● Neuralgien
● rheumatischen Schmerzen
● Gicht
● Rückenschmerzen
● Narben zur Nachbehandlung

Vorsicht: Mit Johanniskrautöl behandelte Stellen nicht der Sonne aussetzen – es könnte Hautirritationen hervorrufen.

Zutaten

Das brauchen Sie:
Seiden- oder Baumwolltuch
1 bis 3 Teelöffel Johanniskrautöl
Heilwolle oder Watte
Mullbinde oder enges Kleidungsstück zum Fixieren
Wärmflasche oder Kochtopf

▶ Das Innentuch doppelt oder dreifach falten, je nach Stoffmenge (fängt das überschüssige Öl auf). Soviel Johanniskrautöl daraufgeben, daß das ganze Tuch gut bedeckt ist.
Die Kompresse und die Heilwolle oder Watte anwärmen: auf der heißen Wärmflasche oder auf dem umgedrehten Topfdeckel über Wasserdampf. Dann die Kompresse auflegen und Heilwolle oder Watte daraufgeben. Das Ganze mit Mullbinde oder enger Kleidung fixieren. Nach Belieben die Wärmflasche dazunehmen.
Dauer: Solange wie angenehm, mindestens 1 Stunde, auch die ganze Nacht.
Die Kompresse kann öfter wiederverwendet werden.

So wird's gemacht

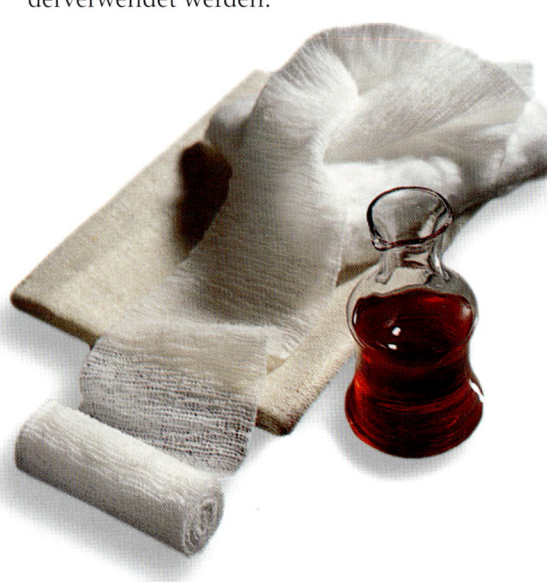

Alternative:
Johanniskrauteinreibung

Einfacher in der Durchführung
als die Kompresse, aber auch
nicht ganz so intensiv.
Anwendungsbereiche wie bei
der Kompresse und zur Nachbehandlung von Sonnenbrand.

So wird's gemacht ▶ Die betroffene Stelle mit
dem Öl sanft massieren. Wenn
Wärme guttut, Heilwolle auflegen und mit einer Binde fixieren (nicht bei Sonnenbrand!).
Dauer: die ganze Nacht; kann
auch 2- bis 3mal täglich durchgeführt werden.

Bei Schmerzen in Gliedern und Gelenken

Salzkirschwasser

Eine Rezeptur, die wahrlich
starke Kräfte in sich birgt.
Vielleicht wurde sie von einem
der chinesischen Medizin kun-
digen Heiler entwickelt. Denn
die Anwendung bezieht einige
Meridianverläufe und Aku-
punkturpunkte mit ein – Ener-
giebahnen im Körper und Akti-
vierungspunkte, die in der chinesischen Medizin eine große
Rolle spielen (Buchtip Seite 96).

Für Kinder ab drei Jahren und
Erwachsene bei:
● allen schmerzhaften Prozes-
sen am Bewegungsapparat
● Gelenkbeschwerden
● »Überbein«, »Fersensporn«
● rheumatischen Beschwerden,
Arthrose, Gicht (zur Linderung)
● nervös bedingten Herzschmer-
zen ohne organische Ursache

Anwendungsbereich

Das brauchen Sie:
$1/2$ Liter gutes Kirschwasser
4 Eßlöffel Meersalz
1 Flasche aus Braunglas
Stofftaschentuch oder Wattepad

Zutaten

▶ Das Kirschwasser in die
Braunglasflasche füllen und das
Salz darin auflösen: Während
der ersten Stunde alle 10 Minuten schütteln, in der nächsten Stunde noch 2- bis 3mal.
Das Schütteln ist sehr wichtig.
Geben Sie von dieser Mischung
ein wenig auf ein Wattepad
oder besser auf ein Stofftaschentuch (oder direkt in die
Hand). Reiben Sie zuerst die
Schläfen, Hals, Nacken, Ohren
und den Bereich hinter den
Ohren ein – und erst dann die
eigentliche schmerzende Stelle.
Erfahrungsgemäß ist die Wirkung wesentlich besser, wenn
die »Vorarbeit« an Kopf und
Nacken mit praktiziert wird.
Sie können die Einreibung 2mal
täglich durchführen.

So wird's gemacht

Aktiv gegen den Schmerz

Alternativ: Kompresse

So wird's gemacht ▶ Der betroffene Körperteil wird mit einem in Salzkirschwasser getränkten Taschentuch bedeckt. Mit Zwischentuch und eventuell Mullbinde gut befestigen (Seite 31). Sobald das Innentuch trocken ist, wieder abnehmen. Bei Bedarf 2mal täglich anwenden.

Kohlwickel

Kohl – altbewährt und top- aktuell Schon im alten Rom galt der Kohlkopf als Medizin erster Güte. Kohl wirkt bakterientötend, äußerlich angewendet reinigend bei Entzündungen. Sein hoher Mineralstoff- und Vitamingehalt macht ihn auch innerlich zu einem Heilmittel. Die vorbeugende Wirkung auf Darmerkrankungen wurde immer wieder wissenschaftlich bestätigt. Bestens bewährt hat sich Weißkohlsaft bei Magengeschwüren.

Anwendungs- bereich Für Kinder ab vier Jahren und Erwachsene bei:
● Gelenkschmerzen, vor allem an Schulter, Ellenbogen, Knie
● Tennisarm
● Knochenhautentzündung
● Gicht
● Gelenkrheuma
● Halsentzündung
● Bronchitis

● Abszessen (nur in Rücksprache mit dem Arzt)
● Insektenstichen
● Wechseljahrproblemen und Unfruchtbarkeit zur Stärkung der Gebärmutter (1 Monat lang kurmäßig täglich über Nacht)

Vorsicht: Kohlblätter gehören nicht auf offene Wunden.

Das brauchen Sie:
Zutaten Frische Wirsing- oder Weiß- kohlblätter
Glasflasche zum Ausrollen
Zwischentuch oder Heilwolle
Außentuch (Binde oder enges Kleidungsstück)
Olivenöl oder Johanniskrautöl

So wird's gemacht ▶ Je grüner und dicker die Blätter, um so wirkungsvoller. Zur Behandlung von Knie, Ellbogen oder Schulter reicht meist ein großes Blatt aus. Das Blatt waschen, die Mittelrippe, falls sehr dick, am Ansatz herausschneiden. Mit der Flasche darüber rollen, bis Saft austritt und das Blatt kräftig duftet. Eine Glasflasche ist besser als ein hölzerner Teigroller, der Saft aufsaugen würde. Bei akuten Beschwerden Kohlblätter kalt anwenden; bei längerbestehenden Problemen das Blatt leicht anwärmen (auf einem umgedrehten Topfdeckel über Wasserdampf).

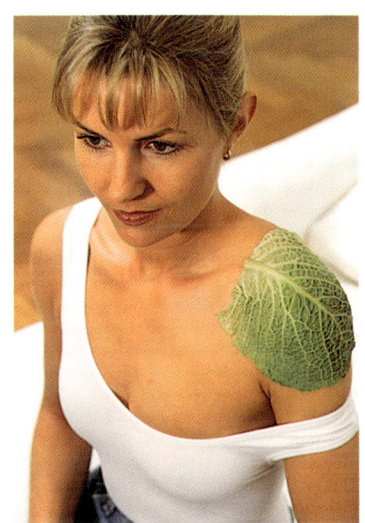

**Das vorbe-
reitete Kohl-
blatt wird
auf die Haut
gelegt und
mit Zwi-
schen- und
Außentuch
fixiert.**

Das Kohlblatt auf die Haut legen; sind mehrere Blätter nötig,
dachziegelartig legen.
Mit dem Zwischentuch gut
abdecken, auch um das Außentuch vor dem Kohlsaft zu schützen, dann mit dem Kleidungsstück oder der Binde fixieren.
Dauer: Maximal 2mal täglich
mindestens 1 Stunde bis zu
12 Stunden (über Nacht).
Anschließend die Haut abwaschen und mit Oliven- oder Johanniskrautöl nachbehandeln.

**Verfärbung
und Geruch** Wenn das Blatt braun wird und
schlecht riecht, ist der Ausscheidungsprozeß meist in vol-
lem Gange und sollte weiter
unterstützt werden.
Bei chronischen Beschwerden
kurmäßig 3 bis 6 Wochen 2- bis
3mal wöchentlich wickeln.

Zwiebelkompresse

Für Kinder ab drei Jahren und
Erwachsene bei:
- Gelenkschmerzen
- rheumatischen Schmerzen
- Tennisarm
- Knochenbrüchen zur Anre-
gung der Heilung

**Anwen-
dungs-
bereich**

▶ Herstellung wie Zwiebelsocken (Seite 45). Am besten
mit einer Binde befestigen.
Dauer: 1 bis 2 Stunden.
Mit Johanniskrautöl nachbehandeln.

**So wird's
gemacht**

Sportverletzungen und Prellungen

Kompresse mit Arnikatinktur

Arnika fördert ausgezeichnet
die Rückbildung von Blutergüssen und wirkt schmerzstillend
bei Prellungen. Außerdem beru-
higt Arnika das Zentrale Nervensystem und stärkt Herz und
Kreislauf.

Für Kinder ab drei Monaten
und Erwachsene bei:
- Quetschungen
- Prellungen, Verstauchungen
- Blutergüssen
- oberflächlichen Venenentzündungen

**Anwen-
dungs-
bereich**

- Insektenstichen
- nervösen Herzbeschwerden
(als lauwarme Kompresse auf
der Herzgegend – Arzt fragen!)

Vorsicht: Nicht auf offene
Wunden geben! Bei Allergie auf
Korbblütler Alternativzusatz
verwenden (rechte Spalte).

Das brauchen Sie:

Zutaten 1 Teil Arnikatinktur (Apotheke)
auf 9 Teile kaltes Wasser
Innentuch (Leinen- oder altes
Geschirrtuch), doppelt gelegt
Zwischentuch
Verband zum Befestigen

So wird's ▶ Das Innentuch mit verdünn-
gemacht ter Arnikatinktur tränken und
leicht auswringen, so daß es
gerade nicht mehr tropft. Faltenfrei auf die Haut legen, darauf das Zwischentuch, und mit
der Binde befestigen.
Bei akuten Beschwerden sollte
die Kompresse sehr kalt sein
(eventuell mit Eiswürfeln), weil
dadurch Schwellung und
Schmerz schneller abklingen.

Dauer: 1 bis 2 Stunden, solange
es angenehm ist.
Die Kompresse muß gut feucht
bleiben. Ansonsten tränken Sie
das Tuch erneut. Es soll schließlich kein wärmeerzeugender
Wickel werden (Seite 15)!

Alternativen

- Statt Arnikatinktur »Retterspitz äußerlich« (aus der Apotheke) verwenden; oder Essig,
1 : 2 mit Wasser verdünnt.
- Quarkkompresse (Seite 79).

Erleichterung bei Venenproblemen

Wer Krampfadern hat, leidet
vor allem im Sommer oft unter
schweren, heißen Beinen, was
das gesamte Befinden enorm
stören kann.
Sehen Sie Krampfadern nicht
nur als kosmetisches Problem!
Bei ausgedehnten Krampfadern
oder starken Schmerzen in den
Beinen sollten Sie einen Fach-
arzt aufsuchen.
Mit Wickeln können Sie die
Beschwerden ausgezeichnet lindern. Sie sind aber keine Therapie, die die Krampfadern weg-
zaubert – dies kann nur eine
Operation. Sie ersetzen auch
nicht die unbedingt notwendige Bewegung (30 Minuten

**Kühlende
Venenwickel
wirken sehr
wohltuend,
vor allem im
Sommer**

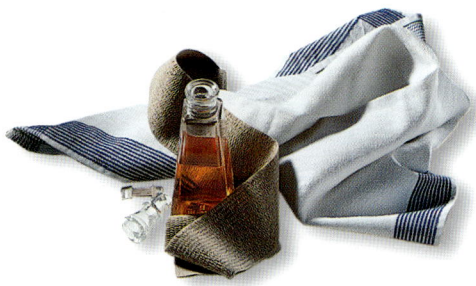

spazierengehen und 10 Minuten Venengymnastik). Wichtig sind außerdem eine gute Verdauung durch vitalstoffreiche Vollwerternährung, viel zu trinken und dazu die guten Kneippschen Güsse (Buchtips Seite 96). Gönnen Sie sich zusätzlich abends einen wohltuenden, leicht kühlenden Wickel. Sie werden sehen, wie herrlich sich das anfühlt, vor allem im Sommer.

Wickel allein helfen jedoch nicht

Nach Venenoperationen unterstützen Wickel den Abbau der entstandenen Blutergüsse.

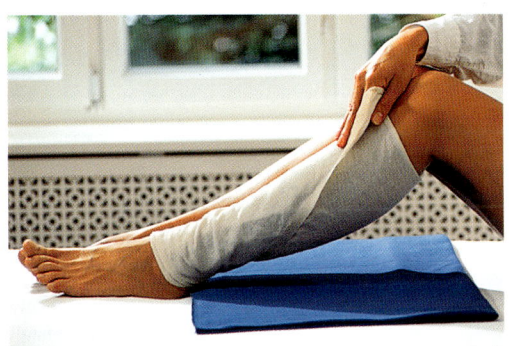

Venenwickel

Das brauchen Sie:

Zutaten Innentuch (Leinen- oder Geschirrtuch), doppelt gelegt so groß wie die betroffene Stelle
Zwischentuch aus Baumwolle oder Wolle, etwas größer als das gefaltete Innentuch
Verband zum Befestigen

Zusätze zur Wahl:
● Sehr erfolgreich ist der entstauend wirkende Apfelessig, 1:2 mit Wasser verdünnt.
● »Retterspitz äußerlich« (Apotheke) ist altbewährt – und duftet angenehm.
● Auch Arnikatinktur (Seite 87) hilft, 1:9 mit Wasser verdünnt.
● Bei dicken Beinen und Wasseransammlungen wird gerne

Meersalz (Seite 35) genommen: 1 Eßlöffel auf $^1/_4$ Liter Wasser.

▶ Das Innentuch tränken und nur leicht auswringen, so daß es gerade nicht mehr tropft. Verwenden Sie Retterspitz, wird das Tuch erst mit Wasser naß gemacht, gut ausgewrungen und dann mit Retterspitz getränkt. Faltenfrei auf die betroffene Stelle legen, mit dem Zwischentuch abdecken und mit der Binde fixieren.
Während der Anwendung die Beine wenigstens 15 bis 30 Minuten lang hochlegen.
Dauer: etwa 1 Stunde, solange das Tuch feucht ist. Sie können den Wickel täglich wiederholen.

Sie können nur die betroffene Stelle, die gesamte Wade oder auch das Bein komplett umwickeln.

Alternative

Bei einer oberflächlichen Venenentzündung sei auch die Quarkkompresse als bewährte Hilfe empfohlen (Seite 79).

Zum Nachschlagen

Checkliste Hausapotheke

Es wird Ihnen viel leichter fallen, die im Buch vorgestellten Hausmittel im Bedarfsfall anzuwenden, wenn Sie vorbereitet sind. Oft scheitert der beste Vorsatz daran, daß man die notwendigen Utensilien erst in der Apotheke besorgen muß. Bereiten Sie deshalb Stoffe und Zubehör schon in gesunden Zeiten vor.

Basisausstattung
Fieberthermometer
Pflaster (für Kinder am besten mit Bildern darauf)
1 Rolle hautfreundliches Pflaster
Verbandmull (1 m)
2 bis 3 Mullbinden
ES-Kompressen (steril),
   7,5 x 7,5 cm
1 bis 2 Wärmflaschen (am besten binden Sie den Verschluß an der Wärmflasche fest)
1 Irrigator oder eine Ballspritze (= Gummiklistier) für Kinder
1 sterile Kanüle (zur Entfernung von Holzsplittern)
1 Pinzette
Fieberzäpfchen (für den Notfall als eiserne Reserve, Seite 67)
Wund- und Heilsalbe (etwa Ringelblumensalbe, Seite 79)
eventuell zusätzlich desinfizierende Salbe
Arnikatinktur (Seite 87)
»Retterspitz äußerlich« (Seite 89)
Ringelblumentinktur (Seite 78)
Johanniskrautöl (Seite 84)
Apfelessig (Seite 34)
Meersalz (Reformhaus)
eventuell ätherisches Lavendelöl (Seite 33, 77)
milder Hustenbalsam
Thymian-Ölbad

Spezielle Wickel-Utensilien
Wickeltücher in den erforderlichen Größen (Seite 30) – praktisch sind vorbereitete Tücher zumindest für Hals-, Bauch-, Waden- und Pulswickel
Wickelhemd (Seite 55)
2 bis 3 spezielle Fingerverbände (für die Ohrenwickel)
Heilwolle (Seite 30)
eventuell Sicherheitsnadeln, Verbandklammern
eventuell fertige Bienenwachswickel (Seite 56)
Leinenwaschlappen

Bezugsadressen für fertige Wickeltücher siehe Seite 96.

Heilpflanzentees
Holunderblüten
Kamille
Lindenblüten
Pfefferminze
Salbei
Spitzwegerich
Thymian
– oder fertige Teemischungen –
(Wirkung siehe Seite 36/37)

Noch ein Tip: Vor allem Eltern empfehle ich, sich ein Büchlein in die Hausapotheke zu legen, in das Erkrankungen und deren Behandlung kurz notiert werden, speziell bei Hausmitteln auch die individuelle Reaktion auf die Anwendung.

Beschwerden-register

Im folgenden finden Sie hilfreiche Anwendungen zu den Beschwerden, die Sie mit diesem Buch selbst behandeln können oder bei denen Sie die ärztliche Therapie mit Hausmitteln unterstützen können.
Wählen Sie diejenigen Mittel aus, die Ihnen im Moment am angenehmsten erscheinen.

Wichtig: Lassen Sie Ihre Beschwerden vom Arzt abklären! Und besprechen Sie mit ihm die Anwendung der Hausmittel.

Sachregister

Die Beschwerden und passenden Heilmittel finden Sie im »Beschwerdenregister« ab Seite 90!

Bücher, die weiterhelfen

Kneipp-Therapie

Bachmann, Dr. med. R. M., Schleinkofer, G., *Die Kneipp-Wassertherapie;* Trias Verlag
Kneipp, S., *Meine Wasserkur* und *So sollt ihr leben;* beide: Ehren-wirth-Verlag

Rund um Wickel & Co.

(alle Titel aus dem Gräfe und Unzer Verlag)
Bachmann, Dr. med. R. M., *Vitalkur für den Darm*
Kraske, Dr. med. E.-M., *Wie neugeboren durch Säure-Basen-Balance*
Küllenberg, B., *Apfelessig & Co.*
Langen, Dr. med. D., *Autogenes Training*
Lützner, Dr. med. H., *Wie neu-geboren durch Fasten*
Oberlack, H., *Tai Ji Quan*
Pahlow, Apotheker M., *Der große GU Ratgeber Heilpflanzen*
Schmidt, Dr. med. H. G., *Krampf-adern natürlich behandeln*
Schutt, K., *Wasser – Quelle für Schönheit und Wohlbefinden*
Schwarze, M., *Qi Gong*
Wagner, Dr. F., *Akupressur* und *Reflexzonenmassage*
Wenzel, Dr. med. P., *Haus-apotheke*
Werner, M., *Ätherische Öle*
Wühr, Dr. E., *Gesund durch chinesische Heilkunst*

Speziell: Kinder behandeln

Keudel, Dr. med. H., *Kinder-krankheiten;* Gräfe und Unzer Verlag
Schilcher H., *Phytotherapie in der Kinderheilkunde;* WVG-Verlag
Stellmann, Dr. med. M., *Kinder-krankheiten natürlich behandeln;* Gräfe und Unzer Verlag

Adressen, die weiterhelfen

Hier können Sie Wickelmaterial, Heilwolle, Bienenwachswickel und Pulswickel, auch speziell für Kinder, beziehen:
Grünten-Apotheke
Sonthofener Straße 12
87545 Burgberg
Bitte fordern Sie den Katalog an. Unter dieser Adresse erhalten Sie auch Auskunft über Seminare zu den Themen Hausmittel und Naturheilmittel für Kinder.

Legen Sie bitte Ihren Anfragen ein frankiertes Rückkuvert bei!

Deutschland:

Kneipp-Bund
Adolf-Scholz-Allee 6–8
86825 Bad Wörishofen

Allgäu-Clinic für Naturheil-verfahren
Gerberweg 6
87541 Hindelang

Allgäu-Clinic
Fachklinik für Darm- und Ernäh-rungsbedingte Erkrankungen
Hahnenfeldstraße 24
86825 Bad Wörishofen

Deutscher Bäderverband
Schumannstraße 111
55128 Bonn

Zentralverband der Ärzte für Naturheilverfahren
Eichelbachstraße 61
72250 Freudenstadt

Schweiz:

Kneipp-Verband
Weißensteinstraße 35
CH – 3007 Bern

Gesellschaft Schweizer Naturärzte
Bruggereckstraße 16
CH – 9100 Herisau

Österreich:
Kneipp-Verband
Kunigundenweg 10
A – 8700 Leoben

Gesellschaft für ganzheitliche Medizin
Tilgnerstraße 3/3b
A – 1150 Wien

Impressum

© 1997 Gräfe und Unzer Verlag GmbH, München
Alle Rechte vorbehalten. Nach-druck, auch auszugsweise, sowie Verbreitung durch Film, Funk und Fernsehen, durch fotome-chanische Wiedergabe, Tonträ-ger und Datenverarbeitungssy-steme jeder Art nur mit schriftli-cher Genehmigung des Verlages.

Redaktion: Reinhard Brendli M.A.
Lektorat/DTP: Felicitas Holdau

Fotos: Reiner Schmitz (Styling: Jeanette Heerwagen);
weitere Fotos: Marina Raith S. 2, 6/7; Sigrid Reinichs: Vignette »Bär«; Thomas von Salomon U1, S. 1; Stiftung Warentest (Berg-mann) S. 44

Layout und Umschlaggestaltung: Heinz Kraxenberger
Herstellung: Ina Hochbach
Lithos: Fotolitho Longo, Fran-gart/Bozen
Druck: Appl, Wemding
Bindung: Sellier, Freising

ISBN 3-7742-3377-2

Auflage	5.	4.	3.	2.	1.
Jahr	01	00	99	98	97